essentials

Essentials liefern aktuelles Wissen in konzentrierter Form. Die Essenz dessen, worauf es als „State-of-the-Art" in der gegenwärtigen Fachdiskussion oder in der Praxis ankommt. *Essentials* informieren schnell, unkompliziert und verständlich

- als Einführung in ein aktuelles Thema aus Ihrem Fachgebiet
- als Einstieg in ein für Sie noch unbekanntes Themenfeld
- als Einblick, um zum Thema mitreden zu können

Die Bücher in elektronischer und gedruckter Form bringen das Fachwissen von Springerautor*innen kompakt zur Darstellung. Sie sind besonders für die Nutzung als eBook auf Tablet-PCs, eBook-Readern und Smartphones geeignet. *Essentials* sind Wissensbausteine aus den Wirtschafts-, Sozial- und Geisteswissenschaften, aus Technik und Naturwissenschaften sowie aus Medizin, Psychologie und Gesundheitsberufen. Von renommierten Autor*innen aller Springer-Verlagsmarken.

Denise Lilie · Klaus Schliz · Stefan Apel ·
Melissa Henne · Julia Bucher ·
Katharina Rädel-Ablass · Nicole Viola ·
Abdulillah Polat

Innovation und Wandel in der stationären Pflege

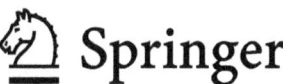 Springer

Denise Lilie
Leipzig, Deutschland

Stefan Apel
Vogtareut, Deutschland

Julia Bucher
Eisenstadt, Österreich

Nicole Viola
Euskirchen, Deutschland

Klaus Schliz
Innovationszentrum Pflege und Gerontologie
(IPG)
IU Internationale Hochschule
Campus Ulm, Deutschland

Melissa Henne
Innovationszentrum Pflege und Gerontologie
(IPG)
IU Internationale Hochschule
Campus Duisburg, Deutschland

Katharina Rädel-Ablass
Innovationszentrum Pflege und Gerontologie
(IPG)
IU Internationale Hochschule
Campus Leipzig, Deutschland

Abdulillah Polat
Innovationszentrum Pflege und Gerontologie
(IPG)
IU Internationale Hochschule
Campus Essen, Deutschland

ISSN 2197-6708 ISSN 2197-6716 (electronic)
essentials
ISBN 978-3-662-70785-2 ISBN 978-3-662-70786-9 (eBook)
https://doi.org/10.1007/978-3-662-70786-9

Die Deutsche Nationalbibliothek verzeichnet diese Publikation in der Deutschen Nationalbibliografie; detaillierte
bibliografische Daten sind im Internet über https://portal.dnb.de abrufbar.

Planung/Lektorat: Sarah Busch
Springer ist ein Imprint der eingetragenen Gesellschaft Springer-Verlag GmbH, DE und ist ein Teil von Springer
Nature.
Die Anschrift der Gesellschaft ist: Heidelberger Platz 3, 14197 Berlin, Germany

Wenn Sie dieses Produkt entsorgen, geben Sie das Papier bitte zum Recycling.

Was Sie in diesem *essential* finden können

- Umstrukturierung der Arbeitsteilung im Pflegedienst
- Auswirkungen von Schichtarbeit auf das Pflegepersonal
- Bedeutung einer konstruktiven Fehlerkultur in der Pflege
- Auswirkungen der COVID-19-Pandemie auf die psychosoziale Gesundheit von Pflegekräften

Geleitwort

Das Innovationszentrum Pflege und Gerontologie (IPG) an der IU Internationale Hochschule steht für ein transdisziplinäres und unabhängiges Forschungsnetzwerk, das sich der innovativen, praxisorientierten und evidenzbasierten Forschung in den Bereichen Pflege und Gerontologie widmet. Das IPG fördert die Verbindung von Wissenschaft und Praxis, um nachhaltige Verbesserungen in der pflegerischen Versorgung und den Umgang mit dem Alter und Altern zu erzielen.

Das IPG bietet mit diesen *essentials* Studierenden der IU eine Plattform zur Präsentation ihrer Bachelor- bzw. Masterarbeiten. Dafür wählen wir Arbeiten aus, die sich besonders durch die Verknüpfung von Theorie und Praxis sowie einen hohen Innovationsgrad auszeichnen. Damit wollen wir den wissenschaftlichen Diskurs und den Austausch mit der Praxis fördern sowie die Akademisierung in Pflege und Gerontologie vorantreiben.

Wir bedanken uns bei den Beteiligten für ihre Beiträge und ihr Engagement. Wenn Sie weitere Informationen zu den Beiträgen wünschen, können Sie sich gerne an uns wenden. Wir freuen uns auf den daran anknüpfenden Dialog.

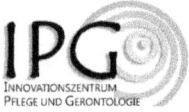

Mail: ipg@iu.org

Homepage: www.iu.de/forschung/projekte/ipg/

Prof. Dr. Patrick Fehling
Pflegewissenschaft

Prof. Dr. Melissa Henne
Pflegemanagement

Prof. Dr. Abdulillah Polat
Pflegepädagogik

Prof. Dr. Katharina Rädel-Ablass
Pflegewissenschaft

Prof. Dr. Marion Roddewig
Gesundheitspädagogik

Prof. Dr. Klaus Schliz
Pflegemanagement

Prof. Dr. Maya Stagge
Gerontologie

Einleitung

Dieses *essential* richtet sich an Fachkräfte im Pflegemanagement, Studierende sowie weitere an der Pflege Interessierte. Es beleuchtet die dringliche Notwendigkeit, auf die dynamischen Veränderungen in der Gesundheits- und Pflegebranche zu reagieren. Angesichts des demografischen Wandels, des anhaltenden Fachkräftemangels und der zunehmenden Komplexität von Pflegebedürfnissen sind tiefgreifende Anpassungen in den strukturellen und prozessualen Gegebenheiten unabdingbar.

Der erste Beitrag (Lilie & Schliz) befasst sich mit der Umstrukturierung der Arbeitsteilung im Pflegedienst und reagiert damit auf den Fachkräftemangel. Eine fragebogenbasierte Studie am Universitätsklinikum Leipzig dient dazu, neue Modelle zu erforschen, die eine effizientere Nutzung der Personalressourcen ermöglichen sollen. Die Ergebnisse dieser Studie sind von großer Bedeutung sowohl für die theoretische Weiterentwicklung als auch für die praktische Anwendung in klinischen Settings.

Im zweiten Beitrag (Apel & Henne) werden die Auswirkungen von Schichtarbeit auf das Pflegepersonal untersucht, insbesondere im Bereich der Intensivpflege. Die Studie verdeutlicht, wie Schichtarbeit die Gesundheit und die Leistungsfähigkeit der Pflegekräfte beeinträchtigt und welche Maßnahmen zur Abmilderung dieser Belastungen ergriffen werden können. Die Erkenntnisse unterstreichen die Notwendigkeit, Arbeitsbedingungen so zu gestalten, dass sie das Wohlbefinden des Pflegepersonals nachhaltig fördern.

Der dritte Beitrag (Bucher & Rädel-Ablass) thematisiert die Bedeutung einer konstruktiven Fehlerkultur in der Pflege. Durch eine quantitative Analyse des

Fehlermeldeverhaltens von Pflegekräften werden die Hindernisse und Herausforderungen in der Fehlerkommunikation beleuchtet. Die Studie belegt, dass eine offene Fehlerkultur essenziell für die Verbesserung der Patientensicherheit und die Förderung einer lernenden Organisation ist.

Abschließend untersucht die vierte Arbeit (Viola & Polat) die Auswirkungen der COVID-19-Pandemie auf die psychosoziale Gesundheit von Pflegekräften und nimmt die Rolle der betrieblichen Gesundheitsförderung (BGF) zur Minderung dieser Belastungen in den Blick. Mittels qualitativer Interviews werden Herausforderungen bei der Implementierung von BGF-Maßnahmen diskutiert und Ansätze für eine effektivere Umsetzung vorgeschlagen. Die Ergebnisse verdeutlichen, dass trotz eines gestiegenen Bewusstseins für die Bedeutung von BGF noch bedeutende Implementierungslücken bestehen.

Zusammen bieten diese Beiträge einen Überblick über aktuelle Herausforderungen und Entwicklungen im Pflegemanagement. Sie liefern nicht nur wertvolle theoretische Einsichten, sondern auch praktische Ansätze zur Verbesserung der Pflegequalität und Arbeitsbedingungen für Pflegekräfte. Dieses Werk ist somit von essenzieller Bedeutung für alle, die in der Pflege tätig sind oder sich mit der Organisation und Führung in Gesundheitseinrichtungen beschäftigen. Es trägt dazu bei, die Diskussion um notwendige Reformen und Innovationen in der Pflegebranche weiter voranzutreiben und stellt praktikable Lösungen für die Herausforderungen der Gegenwart und Zukunft bereit.

Inhaltsverzeichnis

Über die Autoren

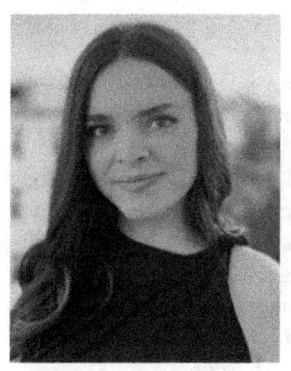

Denise Lilie, B.A. ist seit 2023 in der Unternehmensentwicklung am Universitätsklinikum Leipzig AöR tätig, war zuvor im selben Unternehmen als examinierte Gesundheits- und Krankenpflegerin auf der Wirbelsäulenchirurgie beschäftigt und hat berufsbegleitend das Bachelorstudium „Gesundheitsmanagement" absolviert.

Universitätsklinikum Leipzig AöR, Liebigstraße 18, Haus B, 04103 Leipzig

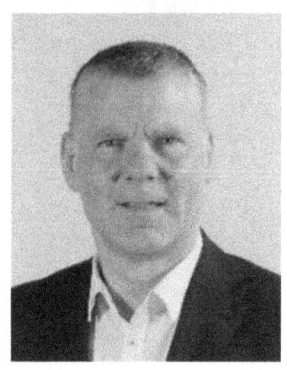

Prof. Dr. Klaus Schliz ist gelernter Krankenpfleger, hat Pflegemanagement und medizinische Wissenschaften studiert und arbeitet seit 2021 als Professor für Pflegemanagement. Er ist seit über 30 Jahren Inhaber und Geschäftsführer eines mittelgroßen ambulanten Pflegedienstes.

IU Internationale Hochschule, Campus Ulm, Ehinger Str. 23, 89077 Ulm

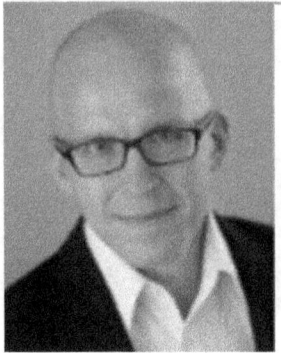

Stefan Apel, B.Sc. war langjährig in der klinischen Intensivpflege tätig und begleitete den Fachbereich sowohl als Praxisanleitung als auch als Stationsleitung. Berufsbegleitend absolvierte er das Studium zum Bachelor Science Pflege. Aktuell ist der Autor als Medizinprodukteberater mit Schwerpunkt Beatmung in Südostbayern aktiv.

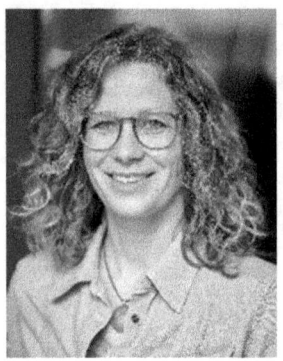

Prof. Dr. Melissa Henne ist Diplom-Gerontologin, hat in Diakoniewissenschaft promoviert und ist seit 2021 Professorin für Pflegemanagement an der IU Internationale Hochschule. Sie verfügt über langjährige Erfahrung in verschiedenen Bereichen des Sozial- & Gesundheitswesens, u. a. Pflegeberatung, stationäre Altenpflege, Eingliederungshilfe und Unternehmensentwicklung.

IU Internationale Hochschule, Campus Duisburg, Schifferstraße 166, 47059 Duisburg

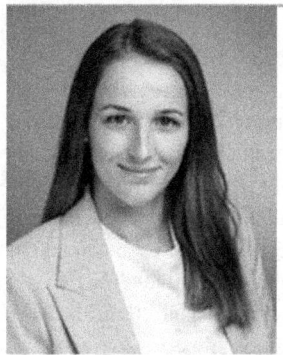

Julia Bucher, B.Sc. hat parallel zu ihrer beruflichen Tätigkeit als diplomierte Gesundheits- und Krankenpflegerin das Bachelorstudium „Pflege" abgeschlossen. Zurzeit absolviert sie das Studium „Advanced Nursing Education" auf Masterniveau, um sich für akademische Lehraufgaben zu qualifizieren.

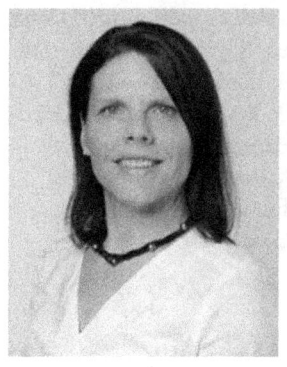

Prof. Dr. Katharina Rädel-Ablass ist examinierte Krankenschwester und promovierte 2016 an der Charité Berlin zum Thema „Konstrukte zur Pflegeübernahme". Seit 2021 ist sie Professorin für Pflege an der IU Internationalen Hochschule. Davor war sie Vertretungsprofessorin für den Bachelorstudiengang Pflege an der Ernst-Abbe-Hochschule Jena. IU Internationale Hochschule am Campus Leipzig, Rosa-Luxemburg-Straße 27–29, 04103 Leipzig.

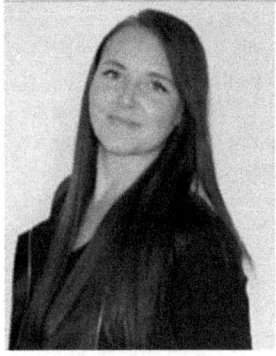

Nicole Viola, M.A. Seit Mai 2024 bekleidet Nicole Viola die Position der Teamleitung in einer Rehaklinik im Bereich Verwaltung und Therapie. Zuvor war sie als Gesundheitstrainerin und Betriebliche Gesundheitsmanagerin tätig. Ihre akademische Laufbahn umfasst einen berufsbegleitenden Master of Arts in Gesundheitsmanagement, den sie von 2020 bis 2023 absolvierte, sowie einen Bachelor of Arts in Sales & Management, den sie von 2015 bis 2018 ebenfalls berufsbegleitend abschloss.

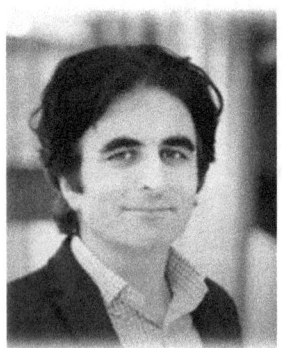

Prof. Dr. Abdulillah Polat ist ausgebildeter Gesundheits- und Krankenpfleger und hat ein Studium der Pflegepädagogik absolviert. Seit 2021 ist er Professor für Gesundheits- und Pflegepädagogik. Zuvor war er als pädagogischer Mitarbeiter an Pflegeschulen und in professoraler Position tätig.

IU Internationale Hochschule am Campus Essen, Kruppstraße 16, 45128 Essen.

Umstrukturierung der Arbeitsteilung im Pflegedienst als Ansatz zur Begegnung des Fachkräftemangels – eine fragebogenbasierte Studie am Universitätsklinkum Leipzig AöR

Zusammenfassung

Ziel der fragebogenbasierten Studie ist die Erforschung eines neuen Arbeitsteilungsmodells im Pflegedienst. Die Ergebnisse der Untersuchung lassen darauf schließen, dass die Pflegenden sowohl eine Verbesserung bestimmter Merkmale ihres Arbeitsalltags erwarten als auch eine überdurchschnittlich starke Bereitschaft für Veränderungsprozesse im Sinne des Arbeitsteilungskonzeptes aufweisen. Zudem war eine Präferenz für eine mögliche Ausgestaltungsoption deutlich erkennbar. Weiterhin konnten aus Sicht der Pflegenden Voraussetzungen für die erfolgreiche praktische Umsetzung erhoben werden, die Potenzial für vertiefende Forschung bieten. Durch Erfassung der durchschnittlichen Zeitaufwendungen für grundpflegerische Tätigkeiten wurden erste Implikationen für personelle Umstrukturierungen gewonnen.

1.1 Einleitung

Der sich verschärfende Fachkräftemangel stellt den Bereich der Pflegeberufe vor eine große Herausforderung. Insbesondere die hier vorliegenden Rahmenbedingungen begünstigen eine drastische Verschärfung der Situation. Es wird immer schwerer, den Bedarf an Pflegeleistungen abzudecken. Ursache dafür sind u. a. die erwarteten Entwicklungen auf dem Arbeitsmarkt, eine zunehmende Anzahl an pflegebedürftigen Menschen sowie die steigende Lebenserwartung der Bevölkerung. Daher ist es erforderlich über Ansätze nachzudenken, die eine effiziente Nutzung der knappen Personalressourcen bei gleichzeitiger Erhöhung der Attraktivität der Pflegeberufe beinhalten (Görres et al., 2019).

1.2   Hintergrund

In der vorliegenden Arbeit wird der Versuch unternommen ein neues Modell zu ergründen, das die Umstrukturierung der Arbeitsteilung im Pflegedienst zum Inhalt hat und sich auf die stationäre Versorgung im Bereich der Normalstationen im Krankenhaus bezieht. Hierbei wird angestrebt, eine stärkere Teilung bei der Durchführung von Grund- und Behandlungspflege vorzunehmen.

Pflegefachkräfte übernehmen vorwiegend Tätigkeiten der medizinischen Behandlungspflege. Dazu gehören ärztlich verordnete Maßnahmen, wie die Durchführung von Verbandswechseln, die Wundversorgung oder das Vorbereiten und Verabreichen von Medikamenten, wie Infusionen und Injektionen (Kassenärztliche Bundesvereinigung, 2020). Die Durchführung der Grundpflege wird hingegen durch Pflegehilfskräfte übernommen. Der bevorzugte Fokus liegt dabei auf staatlich anerkannten bzw. staatlich examinierten Pflegehilfskräften, da hier bereits Kompetenzen für die selbstständige Durchführung grundpflegerischer Maßnahmen vorauszusetzen sind (Bundesministerium der Justiz und für Verbraucherschutz, 2016).

Das Konzept funktioniert nach dem Prinzip der Bereichspflege. Jeder Pflegefachkraft wird eine bestimmte Anzahl an Betten oder Zimmergruppen fest zugeteilt (Behar et al., 2022, S. 202–203). Wichtig ist, dass die Pflegesituation und der Allgemeinzustand der Patienten zuerst durch die zuständige Pflegefachkraft beurteilt werden. Liegt eine stabile Pflegesituation vor, so erfolgt die Übertragung grundpflegerischer Maßnahmen von der Pflegefach- an die Pflegehilfskraft und die Grundpflege wird von dieser eigenständig durchgeführt. Sprechen Gründe, wie eine kritische oder komplexe Pflegesituation, gegen die Delegation, werden die Maßnahmen von der Pflegefachkraft übernommen.

Anhand empirischer Forschung wird das vorgestellte Arbeitsteilungskonzept im Department für Operative Medizin am Universitätsklinikum Leipzig AöR (nachfolgen UKL AöR genannt) mit Bezug auf die peripheren Stationen untersucht. Ergänzend ist zu erwähnen, dass bestimmte pflegefremde Tätigkeiten (z. B. Patiententransport, Essenbestellung und -ausgabe, Bettenreinigung, Materialbestellung und Befüllung der Versorgungsmodule) bereits aus dem Tätigkeitsbereich der Pflegekräfte ausgegliedert wurden und im Rahmen dieser Untersuchung keine Berücksichtigung finden.

Ziel der Forschung ist die Beantwortung der folgenden 3 Forschungsfragen bezogen auf die Pflegefach- und hilfskräfte der peripheren Stationen des Departments für Operative Medizin am UKL AöR:

1. Wird eine Umstrukturierung der Arbeitsteilung im Sinne des vorgestellten Konzeptes zwischen Pflegefach- und Pflegehilfskräften aus Sicht der dort beschäftigten Pflegekräfte als Verbesserung der Arbeitsbedingungen empfunden?
2. Wie schätzen die Pflegekräfte ihre Bereitschaft für Veränderungsprozesse im Sinne des Arbeitsteilungskonzeptes ein?
3. Gibt es aus Sicht der befragten Pflegekräfte Bedingungen, die für eine praktische Umsetzung des Arbeitsteilungskonzeptes zu erfüllen sind und wenn ja, welche?

1.3 Methodik

Die empirische, explorative Studie wurde anhand eines teilstandardisierten Fragebogens durchgeführt. Sie verbindet unter einem Mixed-Methods Ansatz quantitatives und qualitatives Forschungsvorgehen, um sowohl Erkenntnisse aus bestehender Literatur quantitativ zu überprüfen als auch eigene Erkenntnisse über qualitative Elemente zu erschließen (Döhring & Bortz, 2016, S. 184–185). Die Fragebogenkonstruktion entspricht einem selbst entworfenen Design.

Die interessierte Grundgesamtheit in dieser Studie sind die Pflegefach- und Pflegehilfskräfte der peripheren Stationen des UKL AöR. Es wurde sich für die Untersuchung des Forschungsfeldes anhand einer Stichprobe entschieden. Somit fiel die Auswahl auf die Befragung der Pflegefach- und Pflegehilfskräfte auf allen peripheren Stationen des Departments für Operative Medizin am UKL AöR. Die Durchführung der anonymisierten, freiwilligen Befragung erfolgte papierbasiert in einem Zeitraum von 3 Wochen.

1.4 Ergebnisse

Insgesamt konnten nach Beendigung der Erhebung 97 ausgefüllte Fragebögen ermittelt werden.

Mit Blick auf die Berufsgruppe bildeten die Pflegefachkräfte mit 89 % die größte Gruppe. Pflegehilfskräfte mit abgeschlossener staatlicher Prüfung stellten mit 10 % die zweitgrößte Gruppe dar. Lediglich 1 % der Teilnehmenden waren Pflegehilfskräfte ohne abgeschlossene staatliche Prüfung. In der weiteren Betrachtung werden die beiden letzten Gruppen unter der Berufsgruppe Pflegehilfskräfte subsumiert.

Hinsichtlich der Altersgruppe erfolgte eine Clusterung in 4 Gruppen, die sich an den Geburtsjahrgängen der Generationen „Baby Boomer" (1944–1964), „Generation X" (1965–1979), „Generation Y" (1980–1994) und „Generation Z" (1995–2015) orientiert (Tan & Chin, 2023, S. 2).

Mit einem Anteil von 6 % stellt die älteste Gruppe (1964 oder früher geboren) den kleinsten Teilnehmerkreis dar. 32 % der Teilnehmenden gibt an, zwischen 1965 und 1979 geboren zu sein. Den Geburtsjahrgängen 1980 bis 1994 lassen sich 24 % der Befragten zuordnen. Die jüngste Gruppe (1995 oder später geboren) ist mit einem Anteil von 38 % am stärksten vertreten.

Im zweiten Abschnitt des Fragebogens wurden die Pflegenden um die durchschnittliche Schätzung des Zeitaufwands für 7 definierte Aufgabenbereiche der Grundpflege in einem Frühdienst gebeten. In der folgenden Abbildung (Abb. 1.1) sind die Mittelwerte der erhobenen Daten dargestellt.

Bei Analyse der Erhebungen in Abhängigkeit zur Altersgruppe weisen die Durchschnittswerte auf höhere Zeitaufwendungen bei der Boomer-Generation (7h 6 min) als in der Generation Z (4h 44 min) hin. Zu erwähnen ist in diesem Zusammenhang jedoch auch, dass die Pflegenden der Generation Y bei bestimmten Tätigkeiten die geschätzten Zeitaufwendungen der Boomer-Generation übertreffen. Wird im Hinblick auf den Zeitaufwand eine Unterscheidung nach Berufsgruppen vorgenommen, zeigen sich annähernd ähnliche Werte für Pflegefach- und Pflegehilfskräfte.

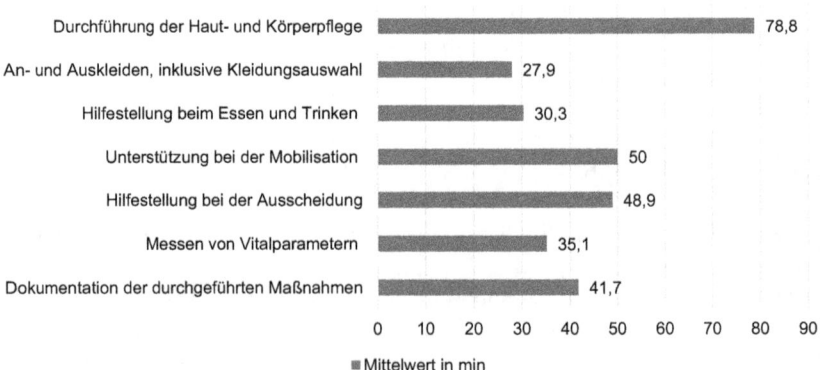

Abb. 1.1 Durchschnittlicher Zeitaufwand für grundpflegerische Tätigkeiten. (Quelle: Eigene Darstellung)

Der dritte Abschnitt des Fragebogens erfasst anhand einer nicht skalierten Likert-Skala, inwiefern die Pflegenden eine Verbesserung oder Verschlechterung von 5 vorgegebenen Merkmalen ihres Arbeitsalltags infolge des Arbeitsteilungsmodells erwarten. Die Skala umfasst eine Länge von 10 cm, wobei 0 cm der maximalen Ausprägung des Merkmals „Verbesserung" und 10 cm der maximalen Ausprägung des Merkmals „Verschlechterung" entspricht. Bei der Interpretation der erwarteten Veränderungen wurde die Abmessung 5 cm als neutral gewertet.

Am positivsten wurden die möglichen Entwicklungen in Bezug auf das *Image der Pflegeberufe* ($\bar{x} = 3{,}1$ cm) bewertet. Sowohl die *Qualität der Patientenversorgung* als auch die *Arbeitszufriedenheit* der Pflegenden lässt mit einem arithmetischen Mittel von $\bar{x} = 3{,}6$ cm ebenfalls auf eine positive Erwartungshaltung der Teilnehmenden schließen. Bezogen auf die Belastungssituation wird die Veränderung der *körperlichen Belastung* ($\bar{x} = 3{,}7$ cm) etwas positiver eingeschätzt als die Veränderung der *psychischen Belastung* ($\bar{x} = 4$ cm). Werden die Ergebnisse aller Teilnehmenden ohne Untergliederung nach Alters- oder Berufsgruppe betrachtet, lässt sich feststellen, dass alle Mittelwerte der 5 abgefragten Merkmale zwischen dem Wert 3 cm und 4 cm liegen.

Besonders interessant ist die Bewertung dieser 5 Merkmale bei Untergliederung der Befragten nach Altersgruppen, da die Erhebungen eine abweichende Beurteilung der erwarteten Entwicklungen nahelegen. Demnach weisen die Ergebnisse darauf hin, dass mit steigendem Alter der befragten Gruppe eine zunehmende Verschlechterung der Merkmale vermutet wird. Die nachfolgende Abbildung (Abb. 1.2) veranschaulicht die Ergebnisse.

Bei Betrachtung der Ergebnisse in Abhängigkeit zur Berufsgruppe fällt auf, dass alle 5 abgefragten Merkmale durch Pflegehilfskräfte weniger positiv bewertet wurden als durch Pflegefachkräfte. Die Erhebungen der Pflegehilfskräfte weisen einen Mittelwert von > 5 cm für die Merkmale körperliche Belastung ($\bar{x} = 6{,}0$ cm), psychische Belastung ($\bar{x} = 5{,}2$ cm) und Arbeitszufriedenheit ($\bar{x} = 5{,}5$ cm) auf.

Der vierte und letzte Abschnitt des Fragebogens befasst sich mit der Erfassung der potenziellen Veränderungsbereitschaft der teilnehmenden Pflegekräfte im Sinne des zugrunde liegenden Arbeitsteilungskonzeptes. Die Datenauswertung der Likert-Skalen orientiert sich an dem bisherigen Vorgehen. Die Einschätzung der Veränderungsbereitschaft liegt zwischen der Ausprägung „sehr hoch" (entspricht dem Wert 0 cm) und „sehr niedrig" (entspricht dem Wert 10 cm).

Hinsichtlich der Frage nach der grundsätzlichen Bereitschaft für Veränderungsprozesse im Sinne des Arbeitsteilungskonzeptes lässt sich ein arithmetisches Mittel $\bar{x} = 2{,}5$ cm errechnen. Alters- und berufsgruppenübergreifend weisen die Erhebungen Mittelwerte zwischen $\bar{x} = 1{,}8$ cm und $\bar{x} = 3{,}8$ cm auf.

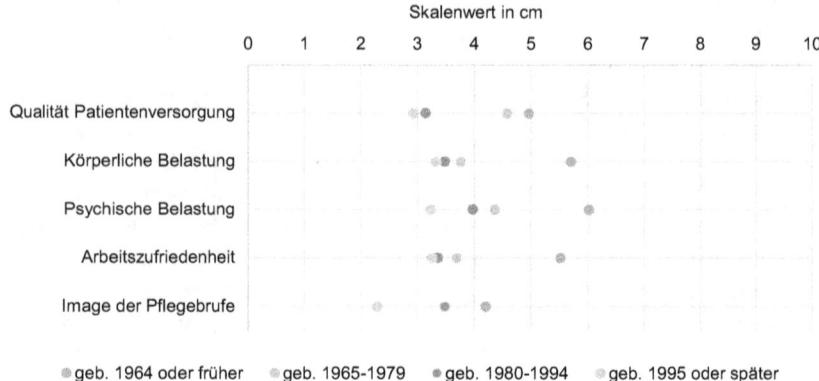

Abb. 1.2 Mittelwerte der 5 Merkmale differenziert nach Altersgruppen. (Quelle: Eigene Darstellung)

Anschließend wurden die Pflegenden um eine Bewertung der Bereitschaft zur praktischen Umsetzung zweier Ausgestaltungsmöglichkeiten des Arbeitsteilungskonzeptes gebeten. Die erste Option beinhaltet eine gleichbleibende Anzahl zu betreuender Patient:innen bei zusätzlicher Übernahme ärztlich delegierbarer Aufgaben. Die zweite Option umfasst eine Erhöhung der Anzahl zu betreuender Patient:innen, es werden jedoch keine zusätzlichen Aufgaben durch die Pflegenden übernommen. Die Bewertung der Teilnehmenden lässt auf eine höhere Akzeptanz der Option 1 ($\overline{x} = 3{,}8$ cm) im Vergleich zur Option 2 ($\overline{x} = 5{,}5$ cm) schließen.

Die Präferenz für die praktische Umsetzung im Sinne der ersten Variante lässt sich alters- und berufsgruppenübergreifend erkennen, wenn auch in unterschiedlichen Ausprägungen.

Die letzte Frage erfasst, in Form eines Freitextfeldes, Bedingungen, die aus Sicht der Pflegenden für eine erfolgreiche praktische Umsetzung des Arbeitsteilungskonzeptes zu erfüllen sind. Die folgende Abbildung (Abb. 1.3) zeigt die erhobenen Antworten, die anhand eines Kategoriensystems in Haupt- und Subkategorien eingeteilt wurden.

Aufgabeneinteilung

- klare Definition von Zuständigkeiten (n = 4)

Umstrukturierung Personal

- ausreichende Anzahl an Pflegehilfskräften auf der Station (n = 10)
- ausreichende Anzahl an Personal auf der Station (n = 5)
- keine alleinige Betreuung der Station durch nur eine Pflegefachkraft (n = 1)

Ausbildung/Fachwissen

- gesichertes Fachwissen der Pflegehilfskräfte (n = 10)
- häufigere Ausbildungsangebote für Pflegehilfskräfte (n = 2)
- hohe Motivation, an Fort- und Weiterbildungen teilzunehmen (n = 1)

Kommunikation

- guter und bruchfreier Informationsfluss im Team (n = 5)
- guter und bruchfreier Informationsfluss im interdisziplinären Team (n = 2)

Zusammenarbeit/Teamklima

- hohe Akzeptanz (n = 2)
- Zusammenhalt und Hilfestellung im Team (n = 5)
- zuverlässige Aufgabenerfüllung durch Pflegehilfskräfte (n = 2)
- stärkere interdisziplinäre Zusammenarbeit (n = 2)
- Wertschätzung vom Arbeitgeber (n = 1)

Vergütung

- Erhöhung der Vergütung (n = 4)

Motivation/Arbeitseinstellung

- Bereitschaft für Veränderung (n = 1)
- Freude an der pflegerischen Arbeit (n = 4)

Abb. 1.3 Kategoriensystem zu Anforderungen an die praktische Umsetzung. (Quelle: Eigene Darstellung)

1.4.1 Diskussion/Limitationen

Insgesamt lassen die Ergebnisse auf eine erwartete Verbesserung relevanter Aspekte des Arbeitsalltages der befragten Pflegenden schließen.

Am positivsten wurde das Merkmal „Image der Pflegeberufe" bewertet. Die Imageaufwertung und Steigerung der Attraktivität des Pflegeberufs ist ein wichtiger Ansatzpunkt, um die Nachwuchsförderung zu unterstützen und die Attraktivität des Ergreifens einer pflegerischen Laufbahn zu fördern.

Die physischen und psychischen Belastungsfaktoren können, ebenso wie die Arbeitszufriedenheit, von entscheidender Bedeutung im Berufsalltag sein. Hier können erwartete Verbesserung den langfristigen Verbleib von Pflegekräften im Berufsleben maßgeblich positiv beeinflussen.

Zudem lässt die Erhebung auf eine erwartete Verbesserung der Qualität der Patientenversorgung infolge des Arbeitsteilungsmodells schließen. Somit könnte aus Sicht der Pflegenden der Anspruch auf eine hochwertige Versorgungsqualität bei gleichzeitiger Zufriedenheit der Pflegekraft mit ihrer erbrachten Arbeitsqualität bedient werden.

Die Untergliederung der Erhebungen nach Altersgruppen legt eine abweichende Beurteilung der erwarteten Entwicklungen nahe. Demnach weisen die Ergebnisse darauf hin, dass mit steigendem Alter der befragten Gruppe eine zunehmende Verschlechterung der abgefragten Merkmale erwartet wird. Im Bereich der „Verschlechterung" (Mittelwert > 5 cm) lagen jedoch auch von der ältesten Gruppe (1964 oder früher geboren) nur die Mittelwerte der Merkmale Arbeitszufriedenheit, physische und psychische Belastung. Jedoch könnte das bedeutet, dass ältere Pflegekräfte dem vorgestellten Arbeitsteilungskonzept kritischer gegenüberstehen als jüngere Pflegekräfte. Dies wiederum könnte Implikationen für die zukünftige Gestaltung des Berufs haben, insbesondere wenn die Pflegekräfte der Boomer-Generation nach und nach das Erwerbsfähigen-Alter verlassen und das Rentenalter erreichen. Besonders relevant können die Ergebnisse für den Bereich der Nachwuchsförderung sein, die durch positive Gestaltung der Rahmenbedingungen begünstigt werden könnte.

Werden die Ergebnisse in Abhängigkeit zur Berufsgruppen betrachtet, lässt sich eine abweichende Bewertung feststellen. Die Erhebungen deuten auf eine kritischere Einschätzung des Arbeitsteilungsmodells, bezogen auf die 5 vorgegebenen Merkmale, durch Pflegehilfskräfte als durch Pflegefachkräfte hin.

Relevant könnte dieser Aspekt werden, wenn es um die praktische Umsetzung geht. Fühlt sich eine Berufsgruppe benachteiligt oder sieht für die eigenen Arbeitsbedingungen eine Verschlechterung, kann die Attraktivität zum Ergreifen des Berufs sinken. In dieser Erhebung liegen die Mittelwerte nur leicht über dem Wert von 5 cm, weshalb die Ergebnisse als leichte Verschlechterung der abgefragten Merkmale gewertet werden. Ließe sich jedoch ein sehr hoher Wert erkennen (nahe 10 cm), könnte dies negative Folgen für die langfristige Stellenbesetzung der dann benötigten Pflegehilfskräfte haben.

Bezogen auf die erste Forschungsfrage weisen die Ergebnisse in einer gesamtheitlichen Betrachtung der befragten Pflegekräfte des Departments für Operative

Medizin am UKL AöR auf eine erwartete Verbesserung der Arbeitsbedingungen hin.

Darüber hinaus wird die grundlegende Bereitschaft der Pflegenden für das Mittragen von Veränderungsprozessen für ausschlaggebend gehalten, um theoretische Konzepte erfolgreich in die Praxis umsetzen zu können. Aus diesem Grund wird der Aspekt in der zweiten Forschungsfrage adressiert. Bezogen auf die befragten Pflegekräfte der peripheren Stationen des Departments für operative Medizin am UKL AöR lassen die Ergebnisse auf eine vorhandene, teilweise hohe Veränderungsbereitschaft im Sinne des Arbeitsteilungskonzeptes schließen.

Im Hinblick auf mögliche Ausgestaltungsoptionen des Arbeitsteilungskonzeptes lässt sich in der gesamtheitlichen Betrachtung eine Präferenz für die zusätzliche Übernahme ärztlich delegierbarer Aufgaben bei gleichbleibender Anzahl zu betreuender Patient:innen vermuten. Dies wiederum bietet Implikationen für eine mögliche praktische Umsetzung. Bezogen auf die peripheren Stationen des Departments für Operative Medizin am UKL AöR könnte somit die Umsetzung im Sinne dieser Variante eine bessere Akzeptanz der Pflegenden erfahren.

Die Pflegekräfte benennen zuletzt Bedingungen, die aus deren Sicht für die erfolgreiche Umsetzung des Konzeptes Voraussetzung sind (Abb. 1.3). Die dort benannten Aspekte sollten durch die verantwortlichen Akteure berücksichtigt werden und beantworten gleichsam die dritte Forschungsfrage.

Hinsichtlich der Limitationen dieser Studie lässt sich feststellen, dass sich die Repräsentativität der Ergebnisse auf das Department für Operative Medizin am UKL AöR beschränkt. Da die Befragung ausschließlich unter den dort arbeitenden Pflegekräften durchgeführt wurde, ist eine Generalisierbarkeit auf andere Stationen nicht unmittelbar möglich.

Zu den Sichtweisen und Meinungen der Nichterreichbaren und Antwortverweigerer liegen jedoch keine Informationen vor, was wiederum zu Verzerrungseffekten führen kann (Döhring & Börtz, 2016, S. 385). Ebenso relevant für diesen Aspekt ist das Auftreten von Missings. Auch die Tatsache, dass die Befragung auf die Erhebung subjektiver und somit personenabhängiger Einstellungen und Meinungen abzielt, kann die Repräsentativität für andere Departments oder Kliniken einschränken. Zu beachten ist außerdem, dass sowohl die Pflegehilfskräfte bezogen auf die Berufsgruppe als auch die älteste Teilnehmergruppe (geb. 1964 oder früher) bezogen auf die Altersgruppe schwächer vertreten waren, wodurch Verzerrungseffekte eintreten können.

1.4.2 Handlungsempfehlungen

Die erhobenen Daten können einen ersten Ansatz für Überlegungen bieten, wie die Umsetzung in die Praxis und damit verbundene personelle Umstrukturierungen gelingen können. Dafür wird die durchschnittlich benötigte Zeit für die abgefragten Tätigkeiten aller Teilnehmenden betrachtet, was einem Wert von 5 h und 13 min entspricht.

Für die praktische Umsetzung des Arbeitsteilungskonzeptes ist es notwendig, personelle Ressourcen zur Übernahme der Tätigkeiten in diesem Zeitumfang bereitzustellen. Derzeit sind die Frühdienste auf den peripheren 30-Betten-Station des Departments für Operative Medizin regulär mit 4 Pflegefachkräften besetzt. Somit würde auf Grundlage der erhobenen Daten insgesamt ein Zeitaufwand von 20 h und 52 min je Frühdienst für die abgefragten Aufgabenbereiche anfallen. Diese Tätigkeiten würden im Sinne des Arbeitsteilungskonzeptes nun von Pflegehilfskräften übernommen werden.

Wird von einer täglichen Arbeitszeit von 8h ausgegangen, müssten also 2,6 Pflegehilfskräfte hinzukommen. Analog wäre die Bestimmung bei einer abweichenden Anzahl an regulär geplanten Pflegefachkräften möglich. Bedacht werden muss allerdings, dass eventuell weitere stationsspezifischen Maßnahmen der Grundkrankenpflege über die Erhebung noch nicht erfasst sind und noch berücksichtigt werden müssen. Auch lässt sich die benötigte Anzahl von 2,6 Pflegehilfskräften je Station aufgrund der Heterogenität der geschätzten Zeitaufwendungen nicht pauschalisieren. Daher kann sich mit Blick auf die einzelnen Stationen ein abweichender personeller Bedarf an Pflegehilfskräften ergeben, um die grundpflegerischen Tätigkeiten abzudecken. Auch wenn eine individuelle Betrachtung hier zwingend notwendig ist, kann diese Berechnung als erster Richtwert dienen.

Die Benennung von Anforderungen an das Arbeitsteilungsmodell, die aus Sicht der Pflegenden für die erfolgreiche praktische Umsetzung Voraussetzung wären, bietet Anreize für weitere Handlungsempfehlungen. Die dort benannten Aspekte haben zudem Potenzial für vertiefende Forschung, die die Relevanz der erhobenen Merkmale anhand geeigneter Messinstrumente untersucht. In dieser Arbeit werden die am häufigsten genannten Anforderungen als besonders relevant interpretiert.

Insbesondere sollte eine klare Definition von Zuständigkeiten im Vorfeld vorgenommen werden. Dies sollte in Form von Standard Operating Procedures (SOPs) erfolgen, vor allem dann, wenn in der finalen Ausgestaltung die Pflegefachkräfte zusätzlich ärztlich delegierbare Aufgaben übernehmen. Hier sind klare Regelungen, z. B. hinsichtlich der Delegierfähigkeit definierter Aufgaben und der notwendigen Kenntnisse und Qualifikationen, die eine Fachkraft erlangt haben muss, zwingend erforderlich.

Zudem sollte bei der personellen Umstrukturierung auf ausreichendes Personal, speziell Pflegehilfspersonal, geachtet werden, um eine qualitativ hochwertige und zufriedenstellende Aufgabenerledigung zu gewährleisten. Da die Krankenhäuser jedoch auch aus betriebswirtschaftlicher Perspektive nachvollziehbar und sinnvoll handeln müssen, spielt die Finanzierung des zusätzlichen Personals eine entscheidende Rolle. Derzeit sind sowohl Pflegefach- als auch Pflegehilfskräfte über das krankenhausindividuelle Pflegebudget abgedeckt und somit refinanziert (GKV-Spitzenverband, 2023).

Als weitere wichtige Voraussetzung wird das gesicherte Fachwissen der Pflegehilfskräfte benannt, weshalb der Fokus bei der Personalakquise auf Pflegehilfskräfte mit mindestens ein- oder zweijähriger, staatlich anerkannter Ausbildung liegen sollte. Diese Ausbildungen sind zwar länderspezifisch geregelt, haben jedoch definierte Mindestanforderungen, die von allen Bundesländern erfüllt sein müssen (Bundesministerium der Justiz und für Verbraucherschutz, 2016). Somit ist einheitlicheres Verständnis für vorhandenes Fachwissen, das von den Pflegehilfskräften erwartet werden darf, möglich.

Auch hinsichtlich der Kommunikation betonen die Pflegenden einen guten und bruchfreien Informationsfluss im Team. Dieser Punkt könnte durch die klare Definition von Zuständigkeiten bereits adressiert werden, denn bei genauer Kenntnis der Aufgabenverteilung werden auch Zuständigkeiten bezüglich der Informationspflichten berücksichtigt. Des Weiteren sollte innerhalb des Teams regelmäßig ausgewertet werden, wo Stärken und Verbesserungspotenziale hinsichtlich der Kommunikation gesehen werden. Ebenfalls können Zuständigkeiten per Verfahrensanweisung oder internen Teamregeln adressiert werden.

In Bezug auf die Zusammenarbeit im Team werden von den Teilnehmenden vor allem gegenseitige Akzeptanz, Zusammenhalt, Hilfsbereitschaft und Zuverlässigkeit als wichtige Aspekte eingeschätzt. Daher sollten Umstrukturierungsmaßnahmen im Sinne des Arbeitsteilungsmodells eng von den zuständigen Führungskräften begleitet und moderiert werden. Zudem sollten die jeweiligen Rollen der Pflegenden klar aufgezeigt werden. Maßnahmen des Teambuildings werden ebenfalls als sinnvoll erachtet und empfohlen.

1.5   Fazit

Sollten sich zukünftig die Probleme bei der Stellenbesetzung von Pflegefach-personen weiter verschärfen, kann dies ernste Konsequenzen für eine gesicherte Gesundheitsversorgung der Bevölkerung bedeuten. Werden in diesem Kontext auch der demografische Wandel und die damit einhergehende steigende Anzahl der pflegebedürftigen Bevölkerung betrachtet, wird der sich zuspitzende Konflikt noch deutlicher.

Das in dieser Arbeit erforschte Arbeitsteilungskonzept für den Pflegedienst kann für diese Herausforderung ein möglicher Ansatz sein.

Insgesamt wiesen die Ergebnisse der Befragung der Pflegekräfte am UKL AöR auf eine mehrheitlich positive Bewertung des Konzepts hin. Dies trifft insbesondere auf die erwarteten Entwicklungen von Versorgungsqualität, phy-sischen und psychischen Belastungen der Pflegenden, Arbeitszufriedenheit und des Images der Pflegeberufe zu. Wird das Zusammenspiel all dieser Merkmale hinsichtlich der Auswirkungen auf die einzelnen Akteure betrachtet, scheint eine Verbesserung dieser Aspekte einen maßgeblichen Einfluss auf die Gesamtsitua-tion zu haben. Die Nachwuchsförderung, der längere Verbleib im Beruf und eventuell geringere krankheitsbedingte Personalausfälle infolge einer positiven Entwicklung der Belastungsfaktoren können die Folge sein. Somit lässt sich ein Entlastungspotenzial bezogen auf die angespannte Fachkräftesituation erkennen. Die qualitativen Erhebungen in dieser Studie zu den Anforderungen der Pfle-genden an die Rahmenbedingungen erschließt ein neues Forschungsfeld. Hier entsteht Bedarf für vertiefende Forschung, um die tatsächliche Relevanz der dort beschriebenen Merkmale für Umstrukturierungen der Arbeitsteilung anhand geeigneter Messinstrumente zu untersuchen.

„Work around the clock" Schichtarbeit in der Intensivpflege

2

Zusammenfassung

Vor dem Hintergrund des demografischen Wandels verhärten sich die Rahmenbedingungen für die Mitarbeitenden im Gesundheitssystem, wovon auch die Intensivmedizin betroffen ist. Um die Versorgung in diesem Bereich rund um die Uhr sicher zu stellen, wird auf Schichtarbeit zurückgegriffen. Diese Arbeitsweise kann multiple Auswirkungen sowohl für die Pflegekräfte als auch für die zu behandelten Personen haben. Um den aktuellen Stand wissenschaftlicher Erkenntnisse hierzu zu ermitteln, wurde ein systematisches Review durchgeführt. So konnten Assoziationen zu Schlafproblemen, Tagesmüdigkeit, hormonellen Auswirkungen, emotionalen Effekten, sowie gesundheitlichen Beschwerden eruiert werden. Im gesamtwissenschaftlichen Kontext sind die Resultate als Hinweise auf mögliche Pathomechanismen zu werten. Für ein besseres Verständnis der Komplexität der Thematik ist noch tiefgreifendere Forschung sowie Akzeptanz seitens der Beteiligten selbst nötig.

2.1 Einleitung

Schichtarbeit hat einen festen Stellenwert in der Beschäftigungslandschaft in Deutschland. Beim statistischen Bundesamt wird der Anteil der Erwerbstätigen, welche in unterschiedlichen Arbeitsrhythmen tätig sind, mit 15,6 % angegeben (Radtke, 2022). Kliniken sind nach § 107 SGB V dazu verpflichtet, jederzeit ihre Leistungen anzubieten und müssen dies mit Hilfe von Schichtarbeit gewährleisten. Das gilt auch für Intensivstationen als hochspezialisierte Einheiten, in denen Pflegekräfte als Teil des therapeutischen Teams für ein bestmögliches

Outcome für den zu behandelnden Menschen sorgen (Wilpsbäumer & Ullrich, 2020, S. 1406). Die Auswirkungen der Schichtarbeit auf Pflegekräfte auf Intensivstationen stehen im Fokus dieses Beitrags.

2.2   Hintergrund

Der sozial- und gesundheitspolitische Markt steht aufgrund der aktuellen gesellschaftlichen Entwicklung unter Druck (RKI, 2015, S. 435). Triebfeder hierfür ist der demografische Wandel, der u. a. zu einer zunehmenden Beanspruchung des Gesundheitssystems führt. Im speziellen Setting der Intensivstation kann das an der Anzahl der Intensivbehandlungen mit Beatmungen demonstriert werden, welche sich unabhängig von der Covid-19-Pandemie nach Knecht et al. (2022, S. 4) in den vergangenen fünfzehn Jahren verdoppelt hat. Parallel zu dieser Entwicklung kann aufgrund der strukturellen Veränderungen von einem Stellenabbau in der Pflege ausgegangen werden. Explizite Zahlen für den Bereich der Intensivpflege wurden in diesem Zeitraum nicht erhoben (Simon, 2022, S. 17).

Um eine Versorgung jederzeit, an 365 Tagen im Jahr anzubieten, wird auf Schichtsysteme zurückgegriffen (Lennings & Altun, 2019, S. 110). Diese Arbeitsweise kann negativen Einfluss auf die Beschäftigten haben. Laut Angerer und Petru (2010, S. 88) beruht dies auf dem Pathomechanismus, dass Schichtarbeit und speziell Nachtdienst konträr zum sogenannten zirkadianen Rhythmus verlaufen, was auch als „Desynchronisation der Zeitsysteme" bezeichnet wird (Arlinghaus & Lott, 2018, S. 3; Angerer & Petru, 2010, S. 89). Folgen davon können Schlafstörungen (z. B. nichterholsamer Schlaf und Durchschlafstörungen) sowie eingeschränkte Leistungsfähigkeit am Folgetag sein (Angerer & Petru, 2010, S. 89).

Bei Chronifizierung der Beschwerden wird von einem Schichtarbeitersyndrom gesprochen. Ebendiesem Symptombild wird sogar eine eigene Diagnose (ICD-10: G47.26) zugeschrieben (Hicklin & Schwander, 2019, S. 121), über deren auslösende Faktoren und Gewichtung allerdings auch ein wissenschaftlicher Diskurs geführt wird (Angerer & Petru, 2010, S. 89; Kutscher & Leydecker, 2018, S. 2, 19–21).

Vor diesem Hintergrund ergibt sich das Interesse, die Auswirkungen der Schichtarbeit auf Intensivpflegende näher zu untersuchen. Daher wurden auf Basis aktueller Literatur folgende Forschungsfragen bearbeitet:

Welche Auswirkungen von Schichtarbeit auf die Leistungsfähigkeit von Intensivpflegenden auf Intensivstationen werden in der Literatur beschrieben?

Welche gesundheitlichen Folgen können zudem im Setting der Intensivstation identifiziert werden?

2.3 Methodik

In den Datenbanken PubMed und EBSCO wurde eine systematische Literaturrecherche mit den Suchtermini Intensivpflege, Intensivstation und Schichtarbeit bzw. deren englischsprachigen Äquivalenten durchgeführt. Im Vorfeld wurden Ein- und Ausschlusskriterien definiert. So sollten z. B. nur Studien aus dem Bereich klinische Intensivpflege verwendet werden. Anhand dieser Suche, konnten initial 3030 Treffer erzielt werden. Nach Entfernen der Duplikate sowie Lesen der Abstracts wurden 194 Studien näher untersucht. Ausgehend davon konnten neun Veröffentlichungen aus unterschiedlichen Ländern in die Erhebung zur Beantwortung der Forschungsfragen eingeschlossen werden.

2.4 Ergebnisse

Die eingeschlossenen neun Veröffentlichungen waren alle in Form eines Querschnittsdesigns konzipiert und konnten fünf zentrale Thematiken als Folge der Arbeit im Schichtdienst erfassen:

1. In sieben der neun Publikationen wurden Probleme im Zusammenhang mit dem Schlafverhalten ausgemacht (Möckel et al., 2022; Bjorvatn et al., 2012; Imes & Chasens, 2019; Barboza et al., 2008; Jensen et al., 2018; Salehi et al., 2017; Surani et al., 2008). Hierbei zeigten sich in den Studien unterschiedliche Aspekte, einer war die Prävalenz von Schlafproblemen im Allgemeinen (Möckel et al., 2022, S. 178; Bjorvatn et al., 2012, S. 181; Barboza, 2008, S. 299; Imes & Chasens 2019, S. 246; Salehi et al., 2017, S. 166). Es lag eine Schwankungsbreite von 45,4 % (Imes & Chasens, 2019, S. 246) bis 97,3 % bei Barboza et al. (2008, S. 299) für dieses Outcome vor. Vereinfachend gesagt wird damit deutlich, dass im Setting der Intensivpflege mindestens jede zweite Pflegekraft Symptome einer Schlafstörung aufweist. In einer norwegischen Studie war dieses Symptom der Schlafstörung in Relation zur norwegischen Normalbevölkerung erhöht (Bjorvatn et al., 2012, S. 183–184), hingegen

konnte in einer deutschen Untersuchung kein signifikanter Unterschied zur Allgemeinheit identifiziert werden (Möckel et al., 2022, S. 179). Es wurden auch Teilaspekte der Problematik im Bereich des Schlafverhaltens untersucht. So konnten Imes und Chasens (2019, S. 246) nachweisen, dass die subjektive Einschätzung der Schlafqualität bei Nachtdiensthabenden signifikant schlechter war. Einschlafprobleme hingegen kamen vermehrt in der Gruppe der Spätdiensthabenden vor (Jensen et al., 2018, S. e706). Um die Thematik der Schlafprobleme zu beurteilen, dürfen aber potenzielle andere Einflussfaktoren nicht aus dem Blick geraten. So konnten sowohl bei Möchel et al. (2022, S. 178) als auch bei Bjorvatn et al. (2012, S. 184) positive Assoziationen der Symptomatik Schlafprobleme mit dem Alter der betroffenen Personen gefunden werden.

2. Als weitere Folge der Schichtarbeit konnte eine Tagesmüdigkeit bis hin zur Fatigue detektiert werden. So zeigten Bjorvatn et al. (2012, S. 182) mithilfe der Epworth Sleepiness Scale (ESS), dass mit 24,7 % rund ein Viertel der Intensivpflegenden eine ausgeprägte Tagesmüdigkeit vorwiesen. In der Untersuchung von Barboza et al. (2008, S. 300) lag die Quote mit 70,67 % sogar noch deutlich höher. Bei der Verwendung des gleichen Assessments konnten Surani et al. (2008, S. 201) nachweisen, dass Intensivpflegende deutlich höhere Werte aufwiesen als Pflegende auf der Normalstation. Mirzaee et al. (2015, S. 114) konnten zudem mithilfe der Samn-Perelli Fatigue Scale (SPS) einen deutlichen Anstieg der Müdigkeit bei Nachtdienstbeschäftigten nachweisen.

3. Ein drittes Outcome waren emotionale und psychosoziale Auswirkungen für die Schichtarbeitenden selbst. So ist Möckel et al. (2022, S. 178) zu entnehmen, dass bei Vorhandensein von Schlafproblemen Korrelationen zu psychischen Symptomen wie Depression, Angst und Schmerz auftreten. In der Publikation von Bjorvatn et al. (2012, S. 184) konnten ebenso höhere Prävalenzen für Depression und Ängstlichkeit im Vergleich zur norwegischen Normalbevölkerung gefunden werden. Imes und Chasens (2019, S. 244) konnten nachweisen, dass je höher die empfundene Erschöpfung angegeben war, positive Assoziationen zwischen dieser Müdigkeit und emotionalem Stress und Konzentrationsstörungen auftraten. Dies war vor allem in der Kohorte der Nachtdienstgruppe gegeben. Ein ähnliches Resultat war bei Jensen et al. (2018, S. e707) zu finden, wo sich ein höherer Anteil an Stimmungsschwankungen sowie ein negativer Einfluss von Schichtdienst auf das Familienleben bis hin zur sozialen Isolation zeigte (Jensen et al., 2018, S. e705–e706).

4. Direkte Auswirkungen auf das hormonale System bei Intensivpflegenden im Schichtsystem lagen im Fokus der Arbeit von Korompeli et al. (2009, S. 1275). Sie konnten bei Beschäftigten in einem rotierendem Schichtsystem sowohl

Schwankungen im Cortisol- als auch im T4-Spiegel feststellen (Korompeli et al., 2009, S. 1277–1278). Der parallel dazu durchgeführte Standard Shiftworking Index (SSI), ein Assessment zu Auswirkungen dieser Arbeitsweise, korrelierte hierbei mit den gemessenen Ergebnissen.

5. Als ein weiterer Aspekt der Schichtarbeit für Intensivpflegende wurden gesundheitliche Beschwerden erfasst. Bei Bjorvatn et al. (2012, S. 182) konnten muskuloskelettale, gastrointestinale Beschwerden, pseudoneurologische Symptome, allergische Reaktionen und grippeähnliche Krankheitsanzeichen detektiert werden. Auffällig erscheint zudem die Prävalenz von 86 % für muskuloskelettale Beschwerden. Auch Jensen et al. (2018, S. e707) beschrieben in ihrer Arbeit eine signifikante Häufung von Kopfschmerzen, Übelkeit und Stimmungsschwankungen bei Pflegenden im Nachtdienst.

2.4.1 Diskussion/Limitationen

Zusammenfassend kann festgehalten werden, dass die analysierten Studien, welche aus unterschiedlichen Nationen stammen, Hinweise auf Pathomechanismen in Folge der Schichtdienstarbeit für Intensivpflegende aufzeigen. Negative Auswirkungen zeigten sich insbesondere im Hinblick auf das Schlafverhalten, Tagesmüdigkeit, emotionale und psychosoziale Aspekte, hormonale Veränderungen sowie verschiedene Formen gesundheitlicher Beschwerden.

Bei der Einordnung dieser Ergebnisse sind Limitationen zu beachten. Da es sich bei den analysierten Studien durchgehend um Querschnittsstudien mit meist sehr kleinen Stichproben handelt und die verwendeten Assessments zudem über inhomogene wissenschaftliche Validität und Reliabilität verfügten. Darum ist weitere Forschung mit validen Instrumenten und dem Fokus auf die Analyse der kausalen Ursachen erforderlich. Darüber hinaus gilt es zu erwähnen, dass diese Literaturarbeit nach Mayer et al. (2021, S. 158) kein klassisches systematisches Review darstellt, da ebendieses von zwei unabhängigen Personen erstellt werden sollte.

2.4.2 Handlungsempfehlungen

Um die erzielten Ergebnisse zu erhärten, bedarf es tiefgreifenderer Forschung, mit der vor allem die vielfältigen Ausprägungen der Chronotypen, also der individuell unterschiedlichen Leistungs- und Wach-/Schlafkurven, als Persönlichkeitsmerkmal gründlicher untersucht werden sollten. Dabei wären auch die Rollen der

Gesamtschlafzeit und die Anzahl von Schlafunterbrechungen zu klären. Als Ziel könnte hier die Entwicklung einer gesunden Schlafhygiene im Schichtdienst avisiert werden. Ausgehend davon wären Bewältigungsstrategien zu entwickeln und zu implementieren, um die Auswirkungen dieser Arbeitsweise zu vermeiden oder zumindest zu senken.

Über diese wissenschaftlichen Aspekte hinaus, sollte der Thematik in der Praxis die nötige Sensibilität und Aufmerksamkeit entgegengebracht werden. Gerade die Corona-Pandemie hat gezeigt, welchen hohen Stellenwert die Profession Pflege für die Gesellschaft hat. In Anbetracht des Fachkräftemangels bedarf es innovativer Ideen, um die Gesundheit des Personals und damit einen langen Verbleib im Pflegeberuf zu sichern. Darum sollten sowohl Führungsebenen (z. B. Pflegedirektionen), als auch Pflegekräfte selbst sich der Auswirkungen von Schichtarbeit bewusst sein und einen rücksichtsvollen Umgang damit etablieren. Ideen könnten hier ein aktives Napping, also ein Kurzschlaf, in Pausenzeiten sowie die Anwendung von virtueller Realität zur aktiven Erholung in diesem Zeitraum sein (Geiger-Brown et al., 2016, S. 8; Bodet-Contentin et al., 2022, S. 348). Ein weiterer Ansatzpunkt könnte nach Griepentrog et al. (2018, S. 7) Veränderungen der Helligkeit und Lichtverhältnisse auf einer Intensivstation sein, wodurch die Schläfrigkeit ggf. reduziert werden kann.

2.5 Fazit

Schichtarbeit ist in der klinischen Intensivpflege unumgänglich, um die Versorgung rund um die Uhr sicherzustellen. Als Folge dieser Dienstform konnten anhand eines Reviews zahlreiche Konsequenzen aufgezeigt werden. Hierbei standen vor allem Schlafprobleme und davon abgeleitet Erschöpfungszustände untertags im Vordergrund. Zudem ließen sich Hinweise auf gesundheitliche Veränderungen sowohl in psychischer als auch in physischer Form finden. Aufgrund des geringen Evidenzgrades der inkludierten Literatur bedarf es noch tiefgreifenderer Forschung mit validen Instrumenten, um gezielt Ursache-Wirkungsmechanismen und potenzielle Einflussfaktoren zu identifizieren. Ausgehend davon müssen Lösungsmöglichkeiten entwickelt werden, die bei der grundlegenden Problematik helfen und ggf. entgegenwirken. Leitendes Personal und insbesondere Pflegekräfte selbst müssen der Thematik offen zugewandt sein und ein zielführender Umgang sollte etabliert werden.

Kommunikation von Fehlern als Element der Sicherheitskultur in der Pflege

3

Zusammenfassung

Professionelle Pflegekräfte stellen ein zentrales Element in der Identifikation von Fehlern und Risiken dar. Um das Lernpotenzial von Fehlern nutzen zu können, ist es Voraussetzung, dass diese offen kommuniziert werden. Um mehr über die Kommunikation von Fehlern in Erfahrung zu bringen, wurde das Fehlermeldeverhalten von Pflegekräften stationärer Versorgungseinheiten quantitativ mittels Online-Fragebogen erforscht. Die Kenntnisse bezüglich Fehlerkommunikation geben Aufschluss über die vorherrschende Sicherheitskultur in der Pflege. Die Untersuchung zeigt, dass sich niedrige Meldefrequenzen von Fehlern, vor allem auf Angst vor Konsequenzen, sowie auf Informations- und Schulungsdefizite zurückführen lassen, woraus sich Handlungsnotwendigkeiten seitens der Organisationen, wie regelmäßiges Feedback zu Fehleranalysen, ergeben.

3.1 Einleitung

Der Pflegeberuf ist komplex mit breit gefächerten Aufgabenbereichen (Löber, 2011, S. 122). Trotz aller Vorsicht und Bemühungen können im Berufsalltag der professionellen Pflegenden Fehler entstehen. Der Schlüssel zum Erfolg in der Patientensicherheit ist zweifelsfrei das Lernen aus begangenen Fehlern (WHO, 2020, S. 1). Denn aufgetretene Fehler und unerwünschte Ereignisse beinhalten das Potenzial, für Lernprozesse genutzt zu werden, um diese in Zukunft effektiv verhindern zu können (Roth, 2012, S. 10). Die Basis für ein erfolgreiches Lernen aus unerwünschten Ereignissen und Fehlern besteht darin, dass diese anerkannt und offen kommuniziert werden (Löber, 2011, S. 226–227).

D. Lilie et al., *Innovation und Wandel in der stationären Pflege*, essentials,
https://doi.org/10.1007/978-3-662-70786-9_3

3.2   Hintergrund

Fehler gehen selten auf einzelne Ursachen zurück, sondern entstehen durch Mängel, Defizite oder Sicherheitslücken eines Systems (Thomas, 2020, S. 69). Ein unerwünschtes Ereignis entsteht dann, wenn alle Sicherheitsbarrieren und Abwehrsysteme durchdrungen wurden (Löber, 2011, S. 44). Fehler sind demnach als Folge zu betrachten anstatt als Ursache (Kahla-Witzsch & Platzer, 2007, S. 72–74). Deutlich wird, dass Schuldzuweisungen an einzelne Personen für aufgetretene Fehler nicht sinnvoll sind, sondern die Interventionen umfassender gestaltet werden müssen, um das gesamte System miteinzubinden. Reason (2000, S. 769) betont „We cannot change the human condition, we can change the conditions under which humans work".

Dass Fehler u. a. aufgrund der Erziehungskultur mit negativen Gefühlen assoziiert werden, führt dazu, dass sie als etwas nicht Natürliches betrachtet werden, was sich auf die Wahrnehmung und den Umgang mit Fehlern auswirkt (Bühmann, 2012, S. 1092). Ob die Mitarbeitenden unerwünschte Ereignisse offen kommunizieren, hängt davon ab, wie mit Fehlern allgemein umgegangen wird (Roterring, 2015, S. 80–82). Grob unterschieden werden konstruktive (positive) und destruktive (negative) Fehlerkulturen (Löber, 2011, S. 230–232; Roterring, 2015, S. 82–83). Eine konstruktive Fehlerkultur zeichnet sich durch respektvollen, wertschätzenden Umgang und gegenseitiges Vertrauen aus, welche sich in der Kommunikation widerspiegeln (Bibo, 2017, S. 8–13). Dadurch können Fehler und unerwünschte Ereignisse jederzeit ohne Angst und Zweifel angesprochen werden, da sie wertfrei besprochen und analysiert werden. Hilfreich dafür zeigen sich flache hierarchische Strukturen. In einer destruktiven Fehlerkultur hingegen werden Fehler als ausschließlich negative Erscheinung als Folge von Inkompetenz oder Fahrlässigkeit angesehen (Andel, 2015, S. 901). In einschlägiger Literatur zu dem Thema wird die verbreitete Fehlerkultur in der Pflege immer noch als eher negativ beschrieben (Thomas, 2020, S. 36–37). Obwohl sich die Pflege laut Thomas (2020) derzeit im Paradigmenwechsel befindet, sind Fehler noch ein Tabuthema, welches sich auch auf das Fehlermeldeverhalten auswirkt (S. 37–38).

Daraus ergab sich das Interesse an der Untersuchung der vorherrschenden Fehlerkultur als Element der Sicherheitskultur in der Pflege, wobei sich folgende Forschungsfragen ableiten ließen: „Wie gestaltet sich die Kommunikation von Fehlern seitens der Pflegekräfte in der stationären Akut- und Langzeitpflege und welches Fehlermeldeverhalten ist verbreitet?" und „Inwiefern unterscheiden sich die Kommunikation bezüglich Fehler und das Meldeverhalten der Pflegekräfte der Akut- und Langzeitpflege?"

3.3   Methodik

Das Fehlermeldeverhalten professioneller Pflegekräfte wurde mittels quantitativen Forschungsdesigns, durch eine vollstrukturierte schriftliche Befragung mittels Online-Fragebogen untersucht. Die Entwicklung des Fragebogens stützte sich dabei auf bereits bestehende Assessmentinstrumente zur Erfassung von Sicherheitskultur in Organisationen (ETH Zürich, S. 2–18; Habermann & Cramer, 2010, S. 18–37). Der Fragebogen umfasste 13 Fragen und erhob Meinungen und Erfahrungen bezüglich Fehlerkommunikation und den daraus resultierenden Umgang mit Fehlern, sowie Ansichten und Erfahrungen von Lern- und Berichtssystemen.

Teilnahmeberechtigt waren alle professionellen Pflegekräfte stationärer Versorgungseinrichtungen der Akut- oder Langzeitpflege im Bundesland Burgenland in Österreich. Die Teilnahme war selbstverständlich freiwillig und vollständig anonymisiert, worüber im Vorfeld informiert wurde. Die Verarbeitung der Informationen erfolgte datenschutzkonform, wodurch forschungsethische Prinzipien bewahrt werden konnten. Die Auswertung der erhobenen Daten erfolgte mittels deskriptiver Statistik, wobei neben den Gesamtergebnissen, auch eine vergleichende Betrachtung der Akut- und Langzeitpflege dargestellt werden konnte.

3.4   Ergebnisse

Von den insgesamt 167 Teilnehmenden waren 102 Personen (61,1 %) in der Akutpflege (Krankenhaus) und 65 Personen (38,9 %) in der stationären Langzeitpflege (Pflegeheim) tätig. Im ersten Teil der Befragung wurden Ansichten und Empfindungen hinsichtlich Fehlerkommunikation anhand einer fünfstufigen Likert-Skala erhoben. Die Ergebnisse lassen auf ein recht hohes Bewusstsein für die Relevanz von Fehlermeldungen seitens der Pflegekräfte schließen. Denn der Aussage „Fehler und unerwünschte Ereignisse zu melden, betrachte ich generell als äußerst wichtig", stimmten 71,9 % der Befragten voll und ganz zu, 19,8 % eher zu und 5,4 % stimmten neutral. Niemand der Befragten gab an, dem gar nicht zuzustimmen. Auch die gemeinsame regelmäßige Diskussion und Reflexion im Team erhält größtenteils Zustimmung. So stimmten dem 36,5 % voll und ganz zu und 34,7 % eher zu.

Die Unterstützung seitens der Führungskräfte wird jedoch geringer wahrgenommen. So gaben 27,5 % aus der Akutpflege und nur 18,5 % aus der Langzeitpflege an, sich nach einem bereits kommunizierten Fehler, von der Führungsebene voll und ganz unterstützt gefühlt zu haben. Nicht verwunderlich, dass ein Großteil der Befragten es daher eher bevorzugt, Fehler intern im Team zu besprechen und vor Führungskräften zu verschweigen. Dies zeigte sich vor allem dadurch, dass die Aussage „Wir machen das lieber unter uns aus", Zustimmung von 69,2 % der Befragten aus der Langzeit- und von 45,1 % aus der Akutpflege erhielt.

Die Befragung nahm auch die Tendenz zum Verschweigen von Fehlern in den Fokus. Insgesamt gaben über ein Drittel (33,5 %) an, schon ein- oder zweimal einen Fehler aus Angst vor Konsequenzen verschwiegen zu haben. 16,5 % der Befragten haben dies sogar schon öfters getan. Die Pflegekräfte aus der Langzeitpflege scheinen dabei eher zur Vertuschung von Fehlern zu tendieren. So haben 28 % der Befragten aus der Langzeitpflege schon mehrmals Fehler aus Angst vor Konsequenzen verschwiegen, wohingegen dies von nur 8 % der Pflegekräfte aus der Akutpflege angeben wurde. Die grafische Darstellung ist in Abb. 3.1 ersichtlich.

In diesem Zusammenhang entsteht Interesse, Hindernisse in der Fehlerkommunikation aufzudecken. Die am häufigsten genannte Hindernisse umfassten: Angst vor berufsrechtlichen Konsequenzen (44,3 %), Angst vor Konsequenzen durch den Arbeitgeber (35,9 %), Scham (22,2 %) und Angst vor Imageverlust im Team (16,8 %). Die Angst vor Konsequenzen unterscheiden sich hinsichtlich des Arbeitssettings. Während die Pflegekräfte aus der Langzeitpflege eher

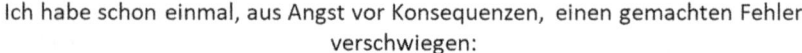

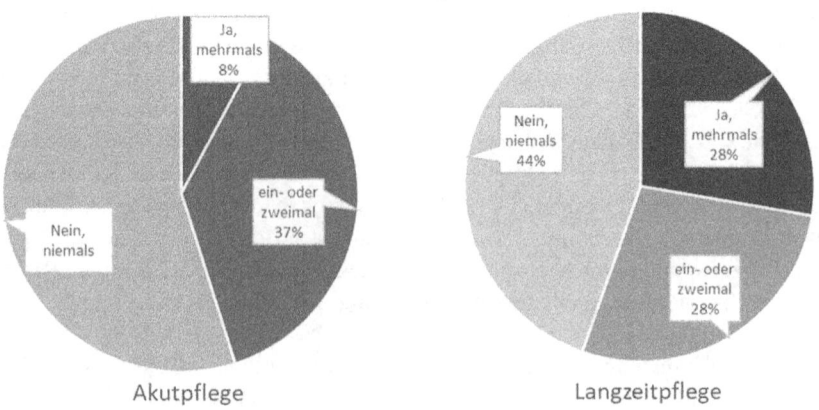

Abb. 3.1 Verschwiegene Fehler aus Angst vor Konsequenzen. (Quelle: Eigene Darstellung)

die Reaktion der Führungskraft befürchten (40 %), so befürchten diejenigen aus der Akutpflege vermehrt berufsrechtliche Konsequenzen (51 %). Die Ängste nach einem unerwünschten Ereignis sind jedoch in Anbetracht der unterschiedlichen Arbeitsbereiche, nur vorsichtig miteinander zu vergleichen. So unterscheiden sich die Settings nicht nur hinsichtlich der Tätigkeiten und Aufgaben, sondern zeigt sich die Akutpflege aufgrund komplexer Strukturen, verstärkter Interdisziplinarität und der Akuität von Erkrankungen oftmals mit schwerwiegenderen Fehlerfolgen (Cramer, 2014, S. 23–24).

Befragt nach bisherigen Erfahrungen nach offen kommunizierten Fehlern, zeichnete sich unter den Befragten eine doch positive Sichtweise auf Fehler aus. Über 60 % der Befragten konnten aus einem begangenen Fehler viel lernen und 35,3 % sahen auch einen gezogenen Lernerfolg, indem positive Maßnahmen seitens der Organisation abgeleitet wurden. 33,5 % der Befragten haben sich nach einem bereits kommunizierten Fehler insgesamt gut unterstützt gefühlt. Erfreulicherweise überwiegen demnach die positiven Erfahrungen. Denn negative Erfahrungen in Form von Sanktionen wurden von nur 5,4 % der Befragten genannt. Jedoch fühlten sich 22,2 % bloßgestellt und 15 % wurden kritisiert, welche wiederum Aspekte einer destruktiven Sicherheitskultur darstellen.

Die Befragung setzte auch Kenntnisse, Erfahrungen und Meinungen zu Lern- und Berichtssystemen in den Fokus. Dabei zeigte sich, dass 35,4 % aus der Langzeitpflege und 8,8 % aus der Akutpflege nicht wissen, ob ein organisationsinternes Berichtssystem überhaupt zur Verfügung steht. Auch bei der Plattform „CIRSmedical.at" als österreichweites offenes Lern- und Berichtssystem, gehen die Kenntnisse stark auseinander. Denn 60 % aller Befragten aus der Langzeitpflege und 10,8 % aus der Akutpflege haben noch nie etwas davon gehört. Mehr als die Hälfte aller in der Akutpflege Beschäftigten (51 %), kennen die Plattform zwar, haben sie jedoch noch nie benutzt. Damit vertraut sind bzw. verwendet haben es lediglich 38,2 % aus der Akutpflege und 15,4 % der Befragten aus der Langzeitpflege.

Die Befragung nach der Anzahl abgegebener Meldungen innerhalb der letzten sechs Monate zeigt ein ernüchterndes Resultat. So hat im letzten Halbjahr jede Pflegekraft, mit einer Standardabweichung von 1,226 durchschnittlich 0,46 Meldungen über ein Berichtssystem abgegeben. Pflegekräfte scheinen also dahin zu tendieren, Fehler und unerwünschte Ereignisse an Führungskräfte zu melden. Denn mit einer Standardabweichung von 1,543 wurden durchschnittlich 1,06 Meldungen an direkte Vorgesetzte abgegeben. Bei der Betrachtung der Häufigkeiten wird deutlich, dass mehr als drei Viertel aller Befragten (79 %), keine Meldung über ein Berichtssystem und fast die Hälfte (49,7 %) keine Meldung an eine Führungskraft abgegeben haben. Die niedrige Berichtsbereitschaft über

diese Systeme, könnte darauf hinweisen, dass sie nicht ausreichend in den Pflege-
alltag integriert wurden, wobei sie in der Akutpflege etwas häufiger Anwendung
finden. So haben in diesem Zeitraum 12,7 % aus der Akutpflege und 3,1 % aus
der Langzeitpflege jeweils eine Berichterstattung getätigt.

Die Gründe dafür zeigten sich in der Befragung nach Hindernissen in der
Berichterstattung per Berichtssystemen. Die am häufigsten genannte Hindernisse
sind Unklarheit darüber, welche Ereignisse überhaupt gemeldet werden sollen
(31,7 %) und Unklarheit darüber, wie bzw. wo eine Meldung abgegeben wird
(19,8 %). Dies weist auf Schulungsdefizite von Lern- und Berichtssystemen hin,
wodurch sich auch die geringe Berichtsbereitschaft erklären dürfte. Für 25,1 %
der Befragten, sind Berichterstattungen auch zu zeitaufwendig und für 16,2 % zu
umständlich, wobei sich dies vor allem in der Akutpflege als hinderlich erwies.
Denn der Aspekt „zu zeitaufwändig" bildet für 34,3 % aus der Akutpflege und für
10,8 % aus der Langzeitpflege ein Hindernis und „zu umständlich" zeigt sich für
22,5 % der Befragten der Akutpflege und 6,2 % der Langzeitpflege als hinderlich.

3.4.1 Diskussion/Limitationen

Erfreulicherweise liefern die Ergebnisse der Forschungsarbeit Hinweise für ein
insgesamt hohes Sicherheitsbewusstsein der Pflegekräfte. Dem gegenüber steht
jedoch die geringe Meldebereitschaft. Während in der Akutpflege die Angst vor
berufsrechtlichen Konsequenzen ausschlaggebend für die geringen Melderaten
sein dürfte, so scheint es, als herrsche in der Langzeitpflege vor allem ein Infor-
mationsdefizit bezüglich Berichtssystemen. Die Umfrage zeigt auf, dass diese
Systeme noch nicht vollständig im Alltag der professionellen Pflege integriert
sind. Obwohl das Lernpotenzial von Fehlern überwiegend bereits im Bewusstsein
verankert ist, sinkt häufig die Priorität von Berichterstattungen aufgrund mangeln-
der Zeitressourcen im Arbeitsalltag. Die niedrigen Fehlermeldefrequenzen decken
sich dabei mit internationalen Forschungsergebnissen, und waren aufgrund der
laut Thomas (2020, S. 37–38) in der Literatur als weiterhin negativ beschriebenen
Fehlerkultur in der Pflege zu erwarten.

Die angewandte Forschungsmethodik zur Abbildung des Fehlermeldeverhaltens als Dimension der Sicherheitskultur ist aufgrund der in der Literatur
beschriebenen Kritik an der quantitativen Erforschung von Sicherheitskultur kri-
tikwürdig. Dies begründet sich darin, dass es laut Glendon und Stanton (2000,
S. 196) kaum möglich ist, durch quantitative Forschung alle notwendigen Aspekte

der Sicherheitskultur zu erfassen. Deshalb würde eine Kombination aus quantitativer und qualitativer Forschung, die wohl optimale Methode zur Erfassung aller Aspekte der Sicherheitskultur darstellen.

Insgesamt zeichnete sich eine geringe Anzahl an Teilnehmenden ab, wobei die Teilnahmequote in der Akutpflege höher war. Die für die Repräsentativität erforderliche Stichprobengröße konnte nicht erreicht werden, weshalb die Ergebnisse nur mit Zurückhaltung zu interpretieren sind. Von den insgesamt 194 Teilnehmenden haben 167 Personen den Fragebogen vollständig ausgefüllt, woraus sich eine Beendigungsquote von 86,08 % ergibt.

3.4.2 Handlungsempfehlungen

Anhand der Umfrageergebnisse lässt sich die Sicherheitskultur der professionellen Pflege als durchwachsen beschreiben und ist zweifelsfrei ausbaufähig. Gerade die niedrigen Melderaten beinhalten ein Steigerungspotenzial. Die mit Ängsten verbundene Fehlerkommunikation fördert die Vertuschung von Fehlern und weist auf eine personenzentrierte Sichtweise auf Fehler, geprägt von Schuldzuweisungen an einzelne Personen hin. Die stärker ins Bewusstsein tretende Relevanz von Fehlerprävention im Rahmen der Patientensicherheit erfordert daher ein Umdenken und zeigt Handlungsnotwendigkeiten seitens der Organisationen auf. Dabei sei nachstehend auf die in der Literatur bestehenden potenziellen Lösungsansätze hingewiesen.

Die WHO betont, dass es grundlegend eine Kultur braucht, in welcher Fehlermeldungen geschätzt werden und es Motivation gibt, diese abzugeben (WHO, 2020, S. 19–20, 34–36). Zur Erhöhung der Berichtsbereitschaft ist die Stärkung des Bewusstseins bezüglich Patientensicherheit und Risikoidentifizierung notwendig. So liegt es in der Hand der Organisationen, den Mitarbeitenden ausreichend Zeit für die Berichterstattung zur Verfügung zu stellen und die Motivation für Meldungen zu steigern, indem Berichterstattung als Priorität von der Führungsebene vorgelebt wird. Als weitere wichtige Aspekte werden Feedback bezüglich abgegebener Meldungen und den daraus abgeleiteten Verbesserungsmaßnahmen genannt. Weiters werden ausreichende Informationen bezüglich der Lern- und Berichtsysteme sowie adäquate Schulungen der Mitarbeitenden als zentrale Elemente gesehen. Jedoch muss an dieser Stelle erwähnt werden, dass die reine Vermittlung von Wissen nicht ausreicht, um Berichtssysteme erfolgreich in die Praxis zu integrieren (Roterring, 2015, S. 94). Um den Sinn und die

Notwendigkeit dieser Instrumente näher zu bringen, ist es erforderlich, die Mitarbeitenden durch transparentes Feedback aktiv in den Prozess der Fehleranalysen einzubinden (WHO, 2020, S. 35).

3.5   Fazit

Die derzeit vorherrschende Fehlerkultur ist vor allem durch mangelndes Vertrauen, Ängste, Skepsis und Informationsdefizite geprägt. Dem gegenüber stehen das vorhandene Sicherheitsbewusstsein und das Bewusstsein über das Lernpotenzial von Fehlern. Die erkennbaren positiven Veränderungen in der Entwicklung der Sicherheitskultur zeigen, dass sich die Sichtweise auf Fehler in der professionellen Pflege bereits verändert hat. So wird das Lernpotenzial erkannt und genutzt. Jedoch ist es noch ein weiter Weg in der vollständigen Entwicklung einer konstruktiven Sicherheits- bzw. Fehlerkultur in der Pflege, was Handlungen innerhalb der Organisationen erfordert. Der Wandel von der personenorientierten hin zur systemorientierten Sichtweise, und dem damit einhergehenden Selbstverständnis aus Fehlern zu lernen, ist als wichtiger Schritt in der Professionalisierung der Pflege zu sehen.

Einfluss Betrieblicher Gesundheitsförderung auf die psychosoziale Gesundheit von Krankenhauspersonal während der COVID-19-Pandemie

4

Zusammenfassung

Hintergrund: Der anhaltende Fachkräftemangel im Pflegebereich und wachsende wirtschaftliche Herausforderungen in Krankenhäusern betonen die Bedeutung der physischen und psychischen Gesundheit des Pflegepersonals (Halbe-Haenschke, 2017, S. 10). Die COVID-19-Pandemie hat die zentrale Rolle der Pflegekräfte für die Gesellschaft verdeutlicht. Zielsetzung: Diese Forschungsarbeit zielt darauf ab, die psychischen Belastungen von Pflegekräften im Krankenhaus zu identifizieren und Lösungsvorschläge zu entwickeln. Ein besonderer Fokus liegt auf der Wirksamkeit von Maßnahmen der Betrieblichen Gesundheitsförderung (BGF) zur Reduktion psychosozialer Belastungen. Methode: Es wurden elf qualitative, leitfadengestützte Interviews durchgeführt. Pflegekräfte berichteten über ihre Arbeitsbelastungen und die Auswirkungen der COVID-19-Pandemie sowie über BGF-Maßnahmen in ihren Krankenhäusern. BGF-Expert:innen wurden hinzugezogen, um die Komplexität und den Nutzen von BGF-Maßnahmen zu erläutern. Ergebnisse: Trotz einer Zunahme von BGF-Maßnahmen in Unternehmen gibt es noch Defizite bei deren ziel gruppenorientierter und effizienter Umsetzung. Die Interviews zeigten, dass die Bedeutung von BGF oft nicht ausreichend bekannt ist und mehrere Hindernisse überwunden werden müssen, um die psychosozialen Belastungen des Pflegepersonals effektiv zu reduzieren. Die Studie diskutierte Handlungsempfehlungen und Lösungsansätze zur verbesserten Implementierung von BGF-Maßnahmen.

D. Lilie et al., *Innovation und Wandel in der stationären Pflege*, essentials, https://doi.org/10.1007/978-3-662-70786-9_4

4.1   Einleitung

Seit einiger Zeit stellen die Personalausstattung und die Arbeitsbedingungen in deutschen Krankenhäusern ein zentrales Thema im Gesundheitssystem dar und erregen das Interesse von politischen Entscheidungsträgern und der Öffentlichkeit, wobei dies im besonderen Maße für die Beschäftigten im Pflegesektor gilt (Klauber, 2023, S. V). Der anhaltende Fachkräftemangel, die angespannte Situation auf dem Arbeitsmarkt, die steigenden Arbeitsbelastungen und die hohe Unzufriedenheit der Mitarbeitenden stellen das Gesundheitssystem vor erhebliche Herausforderungen. Die COVID-19-Pandemie hat gezeigt, dass die Arbeitskraft der Mitarbeitenden im Gesundheitswesen eine essenzielle gesamtgesellschaftliche Bedeutung besitzt, weshalb die Aufmerksamkeit der Öffentlichkeit insbesondere auf diesen Bereich der stationären Gesundheitsversorgung gelenkt wurde.

Nicht nur die gesteigerten Arbeitsanforderung, „sondern auch die Angst, sich selbst zu infizieren, die Angst um Angehörige, fehlende Ausgleichsmöglichkeiten durch Kontaktrestriktionen, sowie der Personalmangel durch Quarantänemaßnahmen oder Absentismus" (Lieb, 2021, S. 3) belasten die Arbeitskräfte im Krankenhaus zunehmend.

4.2   Hintergrund

Der langfristige Erhalt der Gesundheit und des Wohlbefindens der Pflegekräfte gewinnt angesichts zukünftiger Herausforderungen zunehmend an Bedeutung, wobei die BGF eine zentrale Rolle spielt. Frühere Studien haben die Wirksamkeit von BGF-Maßnahmen zur Reduzierung physischer und psychischer Belastungen bestätigt (Kreis & Bödeker, 2003). Dennoch bestehen weiterhin erhebliche Umsetzungslücken, insbesondere im Krankenhausumfeld. Obwohl 52 % der Kliniken BGF als unternehmerisch relevant betrachten, konzentrieren sich 87 % der Angebote auf Sport und Bewegung, während Maßnahmen zur Bewältigung psychosozialer Arbeitsbelastungen selten sind (Deutsches Krankenhausinstitut, 2018).

Das Ziel dieser Forschungsarbeit besteht darin, die psychosozialen Belastungen der Mitarbeitenden im Krankenhaus zu identifizieren und die Auswirkungen der COVID-19-Pandemie auf sie zu untersuchen. Der Schwerpunkt liegt auf den Beschäftigten im Krankenhaus, die unmittelbar von den Auswirkungen der Corona-Krise betroffen sind und deren Alltag von sozialen Interaktionen mit Patient:innen geprägt ist. Pflegekräfte werden gezielt als Zielgruppe für diesen Forschungsprozess ausgewählt. Expert:innen aus dem Bereich der BGF werden befragt, um die Komplexität von BGF-Maßnahmen zu verdeutlichen und die Vorteile und den Mehrwert der Implementierung eines BGMs zu veranschaulichen. Potenzielle Lösungsansätze werden abgeleitet und die Wirksamkeit von BGF-Maßnahmen bei der Reduzierung psychosozialer Belastungen für Pflegekräfte wird untersucht. Mögliche Hindernisse bei der Umsetzung werden identifiziert. Der vorliegende Beitrag zielt darauf ab, eine qualitativ empirische Datengrundlage für Führungskräfte im Gesundheitssektor bereitzustellen, indem die Vorteile und der Mehrwert der Implementierung eines Betrieblichen Gesundheitsmanagements (BGM) veranschaulicht werden. Gesundheitseinrichtungen sollen von Maßnahmen der Betrieblichen Gesundheitsförderung (BGF) überzeugt werden, um das Wohlbefinden ihres Personals vollumfänglich zu gewährleisten und gleichzeitig dem aktuellen Fachkräftemangel entgegenzuwirken. Lösungsansätze werden präsentiert. Diese zielen darauf ab, die psychosozialen Belastungen des Pflegepersonals zu reduzieren. Zudem werden unverzichtbare Maßnahmen im Krankenhaus aufgezeigt, um die Zukunft des Gesundheitssystems zu sichern.

4.3 Methodik

Im Rahmen dieser Forschungsarbeit wurden elf semistrukturierte Leitfadeninterviews durchgeführt, um verschiedene Perspektiven zum Thema „Arbeitswandel während der COVID-19-Pandemie" und die Rolle von BGF bei der Bewältigung psychosozialer Belastungen zu erfassen. Die Interviews ermöglichten es, Mitarbeitende aus dem Pflegebereich und Expert:innen aus dem Bereich der BGF zu befragen und unterschiedliche Sichtweisen abzugleichen. Die ausgewählten Interviewpartner wurden aufgrund ihres spezifischen Fach- und Erfahrungswissens ausgewählt, was sie zu geeigneten Gesprächspartnern machte. Die offene Kommunikationsstruktur und flexible Einflussnahme auf die Gesprächssituation boten den Befragten ausreichend Freiraum für Erklärungen. Zudem schufen die leitfadengestützten Interviews einen dynamischen und strukturierten Rahmen für weitere Interaktionen.

Die Auswahl einer geeigneten Auswertungsmethode für die erhobenen Informationen ist entscheidend für den weiteren Forschungsprozess. In der qualitativen Datenanalyse stehen verschiedene Verfahren zur Verfügung, um relevante Informationen systematisch zu extrahieren und zu analysieren (Kuckartz, 2014, S. 109). Für diese Forschungsarbeit wurde die qualitative Inhaltsanalyse nach Mayring gewählt. Diese Methode gewährleistet eine methodisch überprüfbare

Auswertung und erfüllt die Anforderungen des Forschungsprozesses. Die Inhaltsanalyse nach Mayring zeichnet sich durch ein streng regelgeleitetes und systematisches Vorgehen aus, das es ermöglicht, umfangreiches Interviewmaterial in forschungsrelevante Informationen umzuwandeln und die Daten vergleichbar zu Machen (Hussy et al., 2013, S. 255–256). Darüber hinaus erlaubt dieser Ansatz eine kontextbezogene Betrachtung und Interpretation des Datenmaterials, indem die analysierten Daten immer im Kommunikationszusammenhang zu verstehen sind (Mayring, 2022, S. 49).

4.4   Ergebnisse

Die Interviews zeigten, dass sowohl Expert:innen als auch Pflegekräfte den anhaltenden Personalmangel als maßgeblichen Grund für zunehmende psychosoziale Belastungen identifizieren. Zusätzlich wurden schlechte Arbeitszeiten, unzureichende Vergütung und mangelnde Wertschätzung genannt. Die Einschränkung pflegerischer Tätigkeiten stellt sowohl für Pflegekräfte als auch für Patient:innen ein Problem dar. Die erhöhte Arbeitsbelastung führt zu vermehrten krankheitsbedingten Ausfällen und einer Zunahme psychischer Erkrankungen wie Depressionen und Burn-out.

Zudem zeigten die Interviews mit Pflegekräften im Krankenhaus, dass die COVID-19-Pandemie zu einer erneuten Zunahme der bereits bestehenden Arbeitsbelastungen führte, hauptsächlich aufgrund des Personalmangels. Die Pandemie brachte zusätzliche Belastungen durch Schutz- und Hygienemaßnahmen mit sich sowie eine Umorganisation der Ressourcen aufgrund verschobener Operationen. Dies führte zu einem Teufelskreis aus erhöhten Arbeitsbelastungen, Krankheitsausfällen und Berufsausstiegen. Die Pflegekräfte fühlten sich allein gelassen und hatten Angst vor einer Infektion mit dem Virus. Insgesamt stiegen die psychischen Belastungen und damit verbunden auch die Erkrankungen während der Pandemie signifikant an (Bresler et al., 2020, S. 431).

Bei der Implementierung von BGF-Maßnahmen im Krankenhaus ergaben die Befragungen klare Defizite. Es lassen sich Unterschiede zwischen den Wahrnehmungen von Expert:innen und Pflegekräften bezüglich der Wirksamkeit von BGF-Maßnahmen feststellen. Während Expert:innen die positiven Effekte von BGF-Maßnahmen auf die Arbeitsorganisation und die Gesundheit der Mitarbeitenden bestätigen, zeigen Pflegekräfte ein begrenztes Verständnis und Interesse an solchen Maßnahmen und verknüpfen sie hauptsächlich mit sportlichen Aktivitäten. Die Umsetzung von BGF-Maßnahmen im Krankenhaus wird von Expert:innen und Pflegekräften als unzureichend wahrgenommen, und es besteht

Bedarf an individuell zugeschnittenen Maßnahmen. Die Einbeziehung der Pflegekräfte in die Entwicklung und Implementierung von BGF-Maßnahmen wird als entscheidend angesehen. Die Herausforderungen bei der Umsetzung von BGF-Maßnahmen liegen in der begrenzten Wahrnehmung und Motivation der Mitarbeitenden, dem Zeitmangel sowie den strukturellen Hindernissen im Krankenhaus. Insgesamt wird die Implementierung von BGF-Maßnahmen in Zeiten des Fachkräftemangels als herausfordernd betrachtet.

Zusammenfassend lässt sich aufgrund der bisherigen Forschung und den Aussagen der Expert:innen, die Vermutung eines Zusammenhangs zwischen BGF und psychosozialen Belastungen ableiten. Es besteht die Annahme, dass durch geeignete BGF-Maßnahmen die Arbeitsbelastungen positiv beeinflusst werden können, was auch von den Pflegekräften selbst vermutet wird. Dennoch bedarf es weiterer Forschung, um den wissenschaftlichen Nachweis dieser Wirkungsbeziehung zu erbringen. Hindernisse und Barrieren bei der Implementierung von BGF-Maßnahmen wurden identifiziert und müssen überwunden werden, um eine effektive Umsetzung zu ermöglichen.

4.4.1 Diskussion

Im Rahmen dieser Forschungsarbeit wurden elf leitfadengestützte Interviews durchgeführt, bei denen insgesamt vier Expert:innen und sieben Pflegekräfte einbezogen wurden, um sowohl die Komplexität der BGF zu erfassen als auch die Auswirkungen der COVID-19-Pandemie aufzuzeigen sowie die psychosozialen Belastungen des Pflegepersonals zu identifizieren. Die Interviews wurden größtenteils persönlich an neutralen oder für die Befragten vertrauten Orten durchgeführt, wodurch eine vertraute und offene Atmosphäre geschaffen wurde. Hinsichtlich der Methodik wurde ein Interviewleitfaden verwendet, der trotz strukturierter Vorgehensweise Flexibilität ermöglichte. Jedoch wird kritisch angemerkt, dass nicht alle Interviewpartner vorab mit den Inhalten des Leitfadens vertraut gemacht wurden, was zu Einschränkungen in der Interviewtiefe führte. Trotz dieser Herausforderungen wurden weitere Interviews durchgeführt, um den Informationsgehalt zu erhöhen und unterschiedliche Perspektiven zu berücksichtigen.

Die Auswahl der Interviewpartner, insbesondere der Expert:innen, sowie die Interviewdauer und -umgebung wurden reflektiert und auf deren potenzielle Auswirkungen auf die Datenqualität eingegangen. Es wird darauf hingewiesen, dass die persönliche Durchführung der Interviews einen offenen Rahmen für die Erfassung von Informationen über die vorherrschenden Arbeitsbedingungen und die

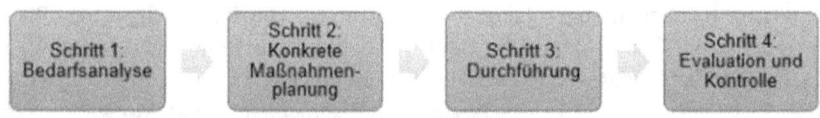

Abb. 4.1 Implementierungsprozess. (Quelle: Eigene Darstellung)

Auswirkungen der COVID-19-Pandemie bot. Die qualitative Inhaltsanalyse nach Mayring erwies sich als geeignetes Instrument, um die Forschungsfragen zu beantworten und die Daten vergleichbar zu machen. Trotz einiger methodischer Limitationen bietet die angewandte Forschungsmethode einen tiefen Einblick in die Erfahrungen und Perspektiven der Beteiligten und trägt zur umfassenden Erforschung der BGF und der Herausforderungen des Pflegepersonals bei.

4.4.2 Handlungsempfehlungen

Auf der Basis der zuvor gewonnen Daten können Handlungsempfehlungen und Anreize für zukünftige Forschungsideen hinsichtlich der Implementierung von BGF-Maßnahmen abgeleitet werden. Zunächst werden die grundlegenden Schritte beschrieben, die im Rahmen der Planung und Umsetzung durchlaufen werden müssen (Abb. 4.1).

Um mithilfe der BGF die Arbeitsbelastungen der Pflegekräfte positiv beeinflussen zu können, ist es förderlich, vorab die Arbeitsumgebung sowie die Bedürfnisse der Beschäftigten zu analysieren. Eine bedarfsgerechte und strukturierte Planung zeigt laut Forschung einen positiven Effekt auf Gesundheit und Zufriedenheit der Mitarbeitenden. Diese Analyse umfasst Basisdaten wie Fehlzeiten, Art der Erkrankungen und Arbeitsberichte sowie die Bewertung bereits durchgeführter und zukünftiger gesundheitsfördernder Maßnahmen. Mitarbeiterbefragungen ermöglichen es, die Bedürfnisse der Pflegekräfte zu berücksichtigen. Basierend auf dieser IST-Analyse kann das Krankenhaus eine zielgerichtete Strategie zur BGF entwickeln und passende Maßnahmen für die Pflegekräfte einführen. Nach Abschluss der Bedarfsanalyse beginnt die konkrete Planung von Maßnahmen, wobei eine sorgfältige Berücksichtigung der betrieblichen Organisationsstruktur und Umsetzbarkeit der Maßnahmen von wesentlicher Bedeutung ist. Die Maßnahmen sollten sich an den Arbeitsbelastungen und Bedürfnissen der Pflegekräfte orientieren, sowohl verhaltens- als auch verhältnisorientierte Ansätze berücksichtigen und über Grundbedürfnisse wie Sicherheit und Verpflegung hinausgehen. Die Datenauswertung und -interpretation hat gezeigt, dass im

Pflegesektor insbesondere Maßnahmen zur Entlastung und Stressreduktion befür-
wortet werden. In der nachfolgenden Tabelle werden erste mögliche Maßnahmen
vorgestellt. Besonders wichtig ist hierbei, dass die Mitarbeitenden aktiv in den
Planungsprozess eingebunden werden. Zudem liegt ein wesentlicher Erfolgsfak-
tor darin, die BGF-Maßnahmen zu attraktiven Zeiten anzubieten und insbesondere
den Nutzen zu kommunizieren (Abb. 4.2).
   Die Implementierung eines nachhaltigen BGF-Ansatzes erfordert eine hohe
Zeitinvestition. Daher empfiehlt es sich für Führungspersonen, zunächst gezielt

Kategorie	BGF-Maßnahme
Organisationsgestaltung	Einführung eines Gesundheitszirkels
Arbeitszeitgestaltung	Mitarbeitenden aktiv in den Planungsprozess einbeziehen
Form der Zusammenarbeit	Handlungs- und Entscheidungsspielraum für die Mitarbeitenden, Schaffung einer Ideenplattform
Aufklärungs- und Informationsaktionen	Informationsveranstaltung zu dem Nutzen von BGF, zeit- und Stressmanagement
Weiterbildung mit Gesundheitsförderungseinhalten	Schulung zu den Themen Stressmanagement, Stärkung der Resilienz und Selbstpflege
Umgang mit Stress	Schaffung eines Rückzugsortes mit bspw. Entsprechender Musik und zum Austausch mi dem Kollegium, Kurse zur Entspannung autogenem Training und progressive Muskelentspannung
Bewegungsangebote	Kurse in den Pausen, Pilates, Rückenschule, Yoga
Soziale Kompetenz	Konfliktseminare, Persönlichkeitsbildung
Freizeitangebote, Stärkung des Teamgedankens	Planung gemeinsamer Aktivitäten, Betriebsausflüge, Events

Abb. 4.2 Detaillierte Planung der Maßnahmen zur betrieblichen Gesundheitsförderung
(BGF). (Quelle: Eigene Darstellung)

einzelne Themengebiete anzugehen oder in ausgewählten Abteilungen zu beginnen. Durch die Erfahrungen, die auf diese Weise gesammelt werden, können weitere Schritte eingeleitet und optimiert werden. Darüber hinaus können Best Practice Beispiele eine entscheidende Rolle spielen. Diese exemplarischen Fälle bieten wertvolle Einsichten und Aufschlüsse hinsichtlich erfolgreicher Vorgehensweisen und bewährter Maßnahmen. Zudem erachtet die Autorin die Unterstützung der Führungsebene sowie die ganzheitliche Integration des Gesundheitsthemas in sämtlichen betrieblichen Strukturen als essenzielle Determinanten für das Gelingen der BGF. Im abschließenden Schritt erfolgt die Evaluation der eingeführten Maßnahmen zur Reduktion der Arbeitsbelastung, unter anderem durch Mitarbeiterbefragungen, um ihre Wirksamkeit zu bestimmen und die Akzeptanz der Mitarbeitenden zu prüfen. Potenzielle Gründe für mangelnde Beteiligung könnten unzureichende Ausrichtung auf Bedürfnisse, fehlende Sinnhaftigkeit der Maßnahmen oder zeitliche Einschränkungen sein.

Für eine erfolgreiche Integration der BGF bedarf es der Berücksichtigung zusätzlicher Handlungsempfehlungen. Eine grundlegende Maßnahme besteht darin, Führungskräfte sowie Mitarbeitende über den Mehrwert der BGF aufzuklären, um ihre aktive Unterstützung bei der Umsetzung zu gewinnen. Es ist entscheidend, den Zweck und die Vorteile der Maßnahmen zu vermitteln, um mögliche Widerstände zu überwinden. Mitarbeiterbeteiligung ist ein weiterer wichtiger Aspekt, der nicht nur eine bedarfsgerechte Planung ermöglicht, sondern auch das Gefühl der Wertschätzung und Zufriedenheit der Mitarbeitenden fördert. Dies wird durch Studien unterstützt, die zeigen, dass eine aktive Einbindung der Mitarbeitenden zu einer höheren Zufriedenheit führt. Zusätzlich ist es wichtig, das bestehende Personal langfristig zu binden und neues Personal zu gewinnen, um die Implementierung von BGF-Maßnahmen voranzutreiben. Angesichts des demografischen Wandels und veränderter gesellschaftlicher Rahmenbedingungen wird die BGF zunehmend wichtig für die Arbeitgeberattraktivität sein.

4.5   Fazit

Die vorliegende Masterarbeit hat den Einfluss von Betrieblicher Gesundheitsförderung (BGF) auf die psychosozialen Belastungen von Pflegekräften untersucht. Die Ergebnisse zeigen, dass Pflegekräfte einer hohen Arbeitsbelastung und stressigen Arbeitsbedingungen ausgesetzt sind, die sich negativ auf ihr Wohlbefinden und ihre Gesundheit auswirken. Die BGF hat sich als wichtiges Instrument zur Gesunderhaltung von Pflegekräften erwiesen, jedoch gibt es noch Defizite bei der zielgerichteten und effizienten Umsetzung von BGF-Maßnahmen.

Die BGF bietet Krankenhäusern vielfältige Möglichkeiten zur Implementierung präventiver Maßnahmen, jedoch wird die Bedeutung von BGF noch nicht ausreichend erkannt. Pflegekräfte sind oft nur wenig mit dem Thema BGF vertraut und benötigen gezielte Maßnahmen, die ihre Bedürfnisse berücksichtigen. Es besteht ein deutlicher Bedarf an BGF-Maßnahmen, die sich auf Stressmanagement, Entspannungskurse und Resilienz-Training konzentrieren, um den psychosozialen Belastungen der Pflegekräfte entgegenzuwirken. Die Implementierung von BGF wird jedoch durch wirtschaftliche Zwänge, Ressourcenknappheit, Personalmangel und mangelnde Zielgruppenorientierung erschwert.

Um diese Hindernisse zu überwinden, sind eine gezielte Planung, Umsetzung und Einbeziehung der Mitarbeiter sowie eine bessere Kommunikation der Vorteile von BGF erforderlich. Handlungsempfehlungen können helfen, die Implementierung von BGF-Maßnahmen zu verbessern und die Gesunderhaltung des Pflegepersonals zu fördern.

Insgesamt zeigt die vorliegende Untersuchung, dass die BGF ein wirksames Instrument zur Bewältigung der psychosozialen Belastungen von Pflegekräften in Krankenhäusern darstellt. Es bedarf jedoch weiterer Forschung, um die effektivsten Maßnahmen zu identifizieren und die Implementierung von BGF nachhaltig zu gestalten.

Was Sie aus diesem *essential* mitnehmen können

- Wie alternative Arbeitsteilung im Pflegedienst nach Qualifikation aussehen kann
- Welche Auswirkungen Schichtarbeit auf das Pflegepersonal hat
- Warum konstruktive Fehlerkultur in der Pflege so wichtig ist
- Welche Auswirkungen der COVID-19-Pandemie auf die psychosoziale Gesundheit von Pflegekräften nach sich zieht

Literatur

Andel, H. (2015). Gedanken zur Fehlerkultur. *Der Anästhesist, 64*(12), 901–902.

Angerer, P., & Petru, R. (2010). Schichtarbeit in der modernen Industriegesellschaft und gesundheitliche Folgen. *Somnologie – Schlafforschung und Schlafmedizin, 14*(2), 88–97.

Arlinghaus, A., & Lott, Y. (2018). *Schichtarbeit gesund und sozialverträglich gestalten.* Hans-Böckler- Stiftung Düsseldorf.

Ayas, N. T., Jeklin, A. T., Tholin, H., Rogers, A. E., Dodek, P., Hirsh-Allen, A. J., Norena, M., & Wong, H. (2020). Consecutive nursing shifts and the risk of hypoglycemia in critically ill patients who are receiving intravenous insulin: A multicenter study. *Journal of Clinical Sleep Medicine: JCSM: Official Publication of the American Academy of Sleep Medicine, 16*(6), 949–953.

Barboza, J. I. R. A., de Moraes, E. L., Pereira, E. A., & de Assis Reimao, R. N. A. (2008). Evaluation of the sleep pattern in nursing professionals working night shifts at the Intensive Care Units. *Einstein, 6*(3), 296–301.

Behar, B. I., Eisenbeiß, K., Löscher, F., & Salfeld, R. (2022). *Modernes Krankenhausmanagement: Konzepte und Lösungen* (5. Aufl.). Springer Gabler.

Bibo, C. (2017). Mit Fehlern konstruktiv umgehen. *CNE.fortbildung, 11*(05), 1–14.

Bjorvatn, B., Dale, S., Hogstad-Erikstein, R., Fiske, E., Pallesen, S., & Waage, S. (2012). Self-reported sleep and health among Norwegian hospital nurses in intensive care units. *Nursing in Critical Care, 17*(4), 180–188.

Bodet-Contentin, L., Letourneur, M., & Ehrmann, S. (2023). Virtual reality during work breaks to reduce fatigue of intensive unit caregivers: A crossover, pilot, randomised trial. *Australian Critical Care: Official Journal of the Confederation of Australian Critical Care Nurses, 36*(3), 345–349.

Bresler, A. M., Bischoff, M. S., & Böckler, D. (2020). SARS-CoV-2 – Wie kann und muss sich medizinisches Personal schützen? *Gefässchirurgie, 25,* 423–432.

Bundesministerium der Justiz und für Verbraucherschutz. (2016). *Eckpunkte für die in Länderzuständigkeit liegende Ausbildung zu Assistenz- und Helferberufen in der Pflege.* https://www.bundesanzeiger.de/pub/publication/JASXA8JxjYaaCgryojc/content/JASXA8JxjYaaCgryojc/BAnz%20AT%2017.02.2016%20B3.pdf?inline.

Bühmann, W. (2012). Fehlermanagement: Kulturwandel für mehr Patientensicherheit. *Der Urologe, 51*(8), 1092–1094.

Cramer, H. (2014). *Fehler und Sicherheitskultur in der stationären Pflege* [Dissertation, Universität Bielefeld]. Universitätsbibliothek Bielefeld.

Deutsches Krankenhausinstitut. (2018). Studie: Das Krankenhaus als attraktiver Arbeitgeber.

Döring, N., & Bortz, J. (2016). *Forschungsmethoden und Evaluationen in den Sozial- und Humanwissenschaften* (5. Aufl.). Springer.

ETH Eidgenössische Technische Hochschule Zürich. Manual zum Patientensicherheitsklima-Inventar (PASKI).

GKV-Spitzenverband. (2023). Pflegebudget. https://www.gkv-spitzenverband.de/kranke nversicherung/krankenhaeuser/kh_pflegebudget/pflegebudget_kh.jsp#:~:Text=Seit%202 020%20werden%20die%20Pflegepersonalkosten,Pflegebudget%20nach%20dem%20S elbstkostendeckungsprinzip%20finanziert.

Geiger-Brown, J., Sagherian, K., Zhu, S., Wieroniey, M. A., Blair, L., Warren, J., Hinds, P. S., & Szeles, R. (2016). CE: Original research napping on the night shift. A two-hospital implementation project. *The American Journal of Nursing, 116*(5), 26–33.

Glendon, A., & Stanton, N. (2000). Perspectives on safety culture. *Safety Science, 34*(1–3), 193–214.

Griepentrog, J. E., Labiner, H. E., Gunn, S. R., & Rosengart, M. R. (2018). Bright environmental light improves the sleepiness of nightshift ICU nurses. *Critical Care, 22*(1).

Görres, S., Böttcher, S., & Schumski, L. (2020). Rationaler Personaleinsatz in der Alten- und Langzeitpflege. In K. Jacobs, A. Kuhlmey, S. Greß, J. Klauber, & A. Schwinger (Hrsg), *Pflege-Report 2019*. Springer.

Habermann, M., & Cramer, H. (2010). *Pflegefehler, Fehlerkultur und Fehlermanagement in stationären Versorgungseinrichtungen: Schlussbericht*. Zentrum für Pflegeforschung u. Beratung (ZePB), Hochschule Bremen.

Halbe-Haenschke, B., & Reck-Hog, U. (2017). *Die Erfolgsstrategie für Ihr BGM: Methoden und Umsetzung eines effektiven betrieblichen Gesundheitsmanagements* (1. Aufl.). Springer Fachmedien.

Hicklin, D., & Schwander, J. (2019). Schichtarbeit und Schlaf. *Praxis, 108*(2), 119–124.

Hussy, W., Schreier, M., & Echterhoff, G. (2013). *Forschungsmethoden in Psychologie und Sozialwissenschaften für Bachelor* (2. Aufl.). Springer-Verlag.

Imes, C. C., & Chasens, E. R. (2019). Rotating shifts negatively impacts health and wellness among intensive care nurses. *Workplace Health & Safety, 67*(5), 241–249.

Jensen, H. I., Larsen, J. W., & Thomsen, T. D. (2018). The impact of shift work on intensive care nurses' lives outside work: A cross-sectional study. *Journal of Clinical Nursing, 27*(3–4), e703–e709.

Kahla-Witzsch, H. A., & Platzer, O. (2007). *Risikomanagement für die Pflege: Ein praktischer Leitfaden*. W. Kohlhammer.

Kassenärztliche Bundesvereinigung. (2020). Richtlinie über die Verordnung von häuslicher Krankenpflege. https://hkp-lv.kbv.de/#27.

Klauber, J., Wasem, J., Beivers, A., & Mostert, C. (2023). *Krankenhaus-Report 2023 – Schwerpunkt: Personal*. Springer-Verlag.

Knecht, S., Reiners, H., Siebler, M., Platz, T., Flöel, A., & Busse, R. (2022). Schleichender demografischer Wandel und neurologische Rehabilitation – Teil 1: Situationsbeschreibung. *Der Nervenarzt*, 1–10.

Korompeli, A., Sourtzi, P., Tzavara, C., & Velonakis, E. (2009). Rotating shift-related changes in hormone levels in intensive care unit nurses. *Journal of Advanced Nursing, 65*(6), 1274–1282.

Kreis, J., & Bödeker, W. (2003). *Gesundheitlicher und ökonomischer Nutzen betrieblicher Gesundheitsförderung und Prävention – Zusammenstellung der wissenschaftlichen Evidenz.*

Kuckartz, U. (2014). *Mixed Methods. Methodologie, Forschungsdesigns und Analyseverfahren.* Springer Fachmedien.

Kutscher, J., & Leydecker, J. M. (2018). *Schichtarbeit und Gesundheit: Aktueller Forschungstand und praktische Schichtplangestaltung.* Springer Verlag.

Lennings, F., & Altun, U. (2019). Schichtarbeit unter demografischen Herausforderungen. In J. Rump & S. Eilers (Hrsg.), *Arbeitszeitpolitik* (S.107–139). Springer Verlag.

Lieb, K. (2021). Personal in der Corona-Krise – zwischen Belastung und Resilienz. *DNP – Die Neurologie und Psychiatrie, 1/2021, 22*(1), 3.

Löber, N. (2011). *Fehler und Fehlerkultur im Krankenhaus: Eine theoretisch-konzeptionelle Betrachtung.* Gabler Verlag.

Mayer, H., Raphaelis, S., & Kobleder, A. (2021). *Literaturreviews für Gesundheitsberufe: Recherchieren – Bewerten – Erstellen.* Facultas.

Mayring, P. (2022). *Qualitative Inhaltsanalyse – Grundlagen und Techniken* (13 Aufl.). Beltz Verlagsgruppe.

Mirzaee, S., Zamanian, Z., & Zade, J. H. (2015). Effects of work shifts and mental workload on chronic fatigue among female nurses in intensive care units. *Journal of Health Sciences and Surveillance System, 3*(3), 113–118.

Möckel, L., Hönl, A.-K., Gräfe, S., Jantz, F., & Werner, N. S. (2022). Häufigkeit von Schlafproblemen bei Intensivpflegenden: Eine Post-hoc-Analyse einer Querschnittstudie. *Zentralblatt für Arbeitsmedizin, Arbeitsschutz und Ergonomie, 72*(4), 175–182.

Radtke, R. (2022). Anteil der Erwerbstätigen in Deutschland, die Schichtarbeit leisten, in den Jahren 1992 bis 2021.

Reason, J. (2000). Human error: Models and management. *BMJ (Clinical research ed.), 320*(7237), 768–770.

Robert Koch-Institut. (2015). Welche Auswirkungen hat der demografische Wandel auf Gesundheit und Gesundheitsversorgung? 435–456. Robert Koch-Institut.

Roterring, A. (2015). *Fehlerkultur in der professionellen Pflege: Implikationen für die Ausbildung.* Disserta Verlag.

Roth, C. (2012). *Fehlermanagement im Krankenhaus: Konzept zur Implementierung eines Fehlerverständnisses.* AV Akademikerverlag.

Salehi, H., Amini, A., Feizzy-Amiry, B., & Pakpour, V. (2017). Assessing the quality of sleep among nurses working at educational hospitals of Zanjan University of Medical Sciences and its related factors. *Nursing Practice Today, 4*(4), 164–169.

Simon, M. (2022). *Pflegenotstand auf Intensivstationen: Berechnungen zum Ausmaß der Unterbesetzung im Pflegedienst der Intensivstationen deutscher Krankenhäuser.* Hans-Böckler-Stiftung.

Surani, S., Subramanian, S., Babbar, H., Murphy, J., & Aguillar, R. (2008). Sleepiness in critical care nurses: Results of a pilot study. *Journal of Hospital Medicine: An Official Publication of the Society of Hospital Medicine, 3*(3), 200–205.

Tan, S. H. E., & Chin, G. F. (2023). Generational effect on nurses' work values, engagement, and satisfaction in an acute hospital.

Thomas, V. (2020). *Fehlermeldeverhalten in der Pflege: Rekonstruktion und Typisierung handlungsleitender Orientierung von Pflegefachkräften.* Springer VS.

WHO World Health Organization. (2020). Patient safety incident reporting and learning systems: Technical report and guidance.

Wilpsbäumer, S., & Ulrich, L. (2020). Organisation der Intensivpflege. In S. Schewior-Popp, F. Sitzmann, & L. Ulrich (Hrsg.), *Thiemes Pflege* (15. Aufl., S. 1406). Georg Thieme Verlag.

www.ingramcontent.com/pod-product-compliance
Lightning Source LLC
Chambersburg PA
CBHW052337090325
23216CB00011B/134